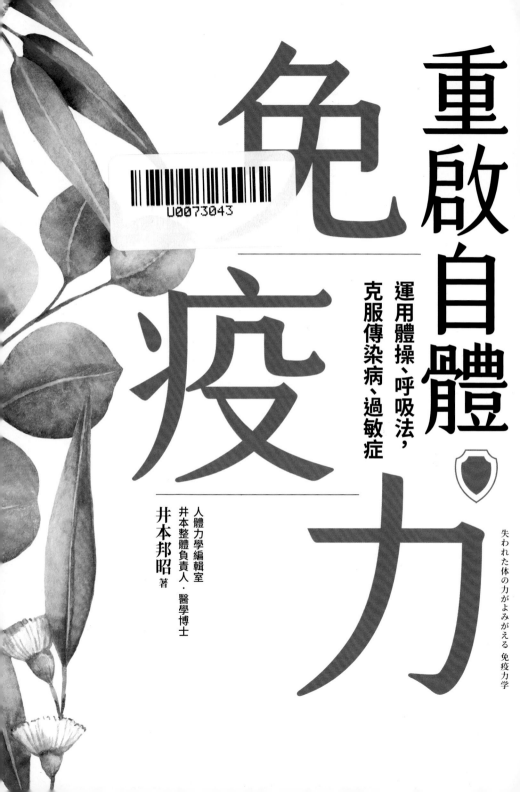

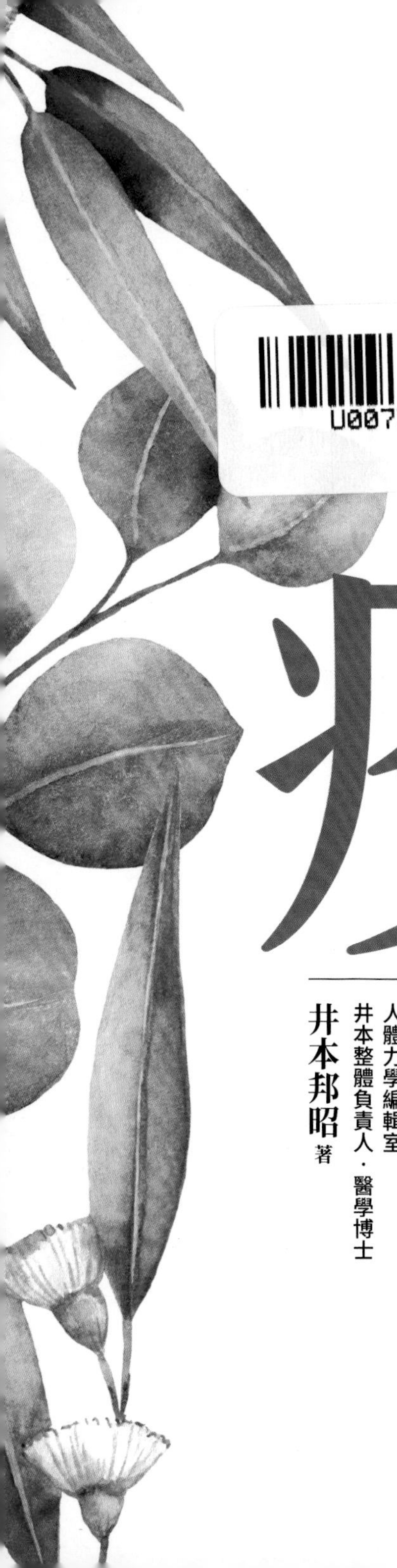

重啟自體免疫力

運用體操、呼吸法，克服傳染病、過敏症

人體力學編輯室
井本整體負責人・醫學博士
井本邦昭 著

失われた体の力がよみがえる 免疫力学

世界充斥著造成免疫力失調的毒素

工作

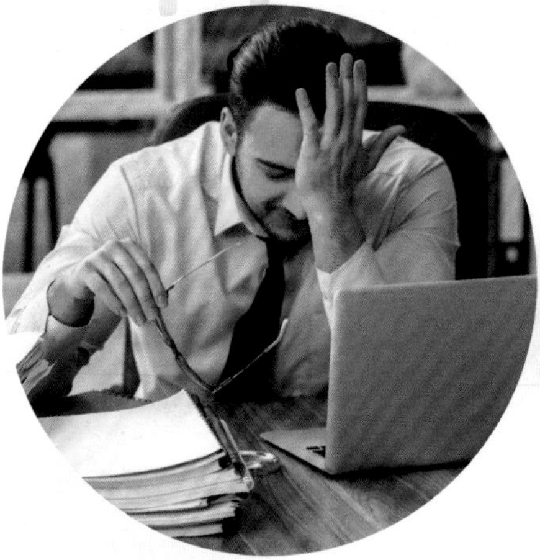

吃重的工作導致肉體疲勞，與客戶、同事間小心翼翼的相處造成精神疲勞，這些都會進而使免疫力下降。

免疫力並非「只要身體健康，就可以持續一輩子不會改變」。有些免疫力是與生俱來，有些免疫力則是出生後逐漸產生。免疫力容易受到各種因素的影響，好比針頭尖端既脆弱又不穩定。

舉例來說，人體即便完整接種疫苗，效

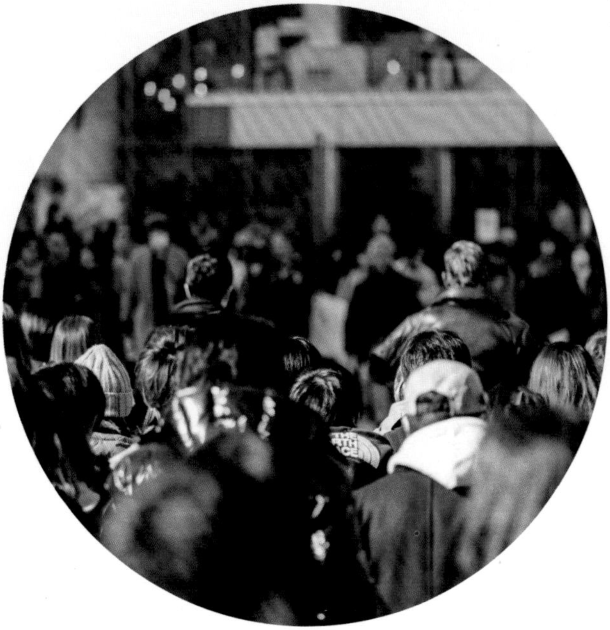

責任感、對家人的擔憂、經濟上的壓力、人際關係等不僅容易損害內臟，也會造成免疫力下降。

壓力

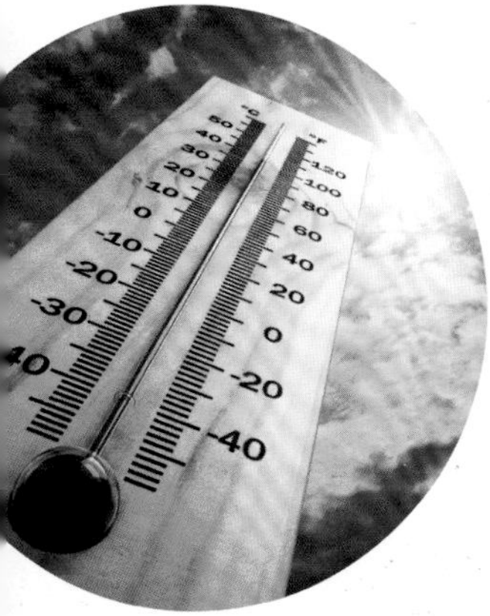

近年來高溫高濕的夏季、氣壓的升降都容易導致肺疲勞，進而慢慢侵蝕全身。

氣候

力也可能在多年後逐漸減弱。

與生俱來的免疫力更不用說，不僅隨年齡增長而衰減，也容易受到壓力、姿勢、過度運動、減肥、疲勞、飲食生活、居住環境、衛生狀態、氣候變遷等因素的影響，甚至可能在一瞬間因失衡而瓦解。

現今這個世界裡實在充斥著太多各式各樣會造成免疫力失調的毒素。

最佳狀態是勿過低，勿強到過剩

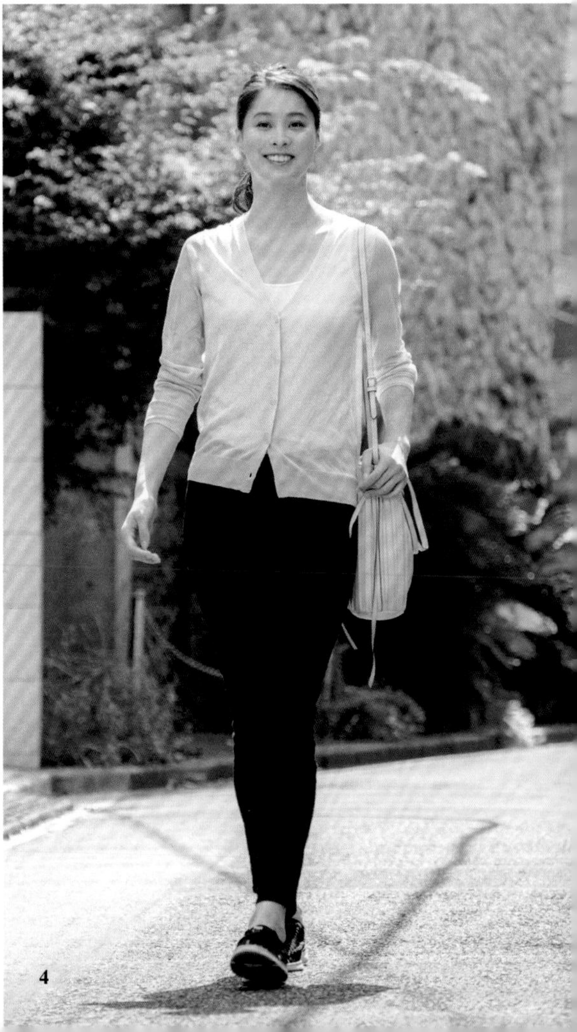

　　那麼，我們應該如何提升免疫力呢？想必有不少人會將重點擺在注意飲食和適度運動上吧。但這好比只幫一輛剛出問題的汽車替換優質油品和更換高檔輪胎，但除非也針對其他所有零件確實進行檢修，否則還是難

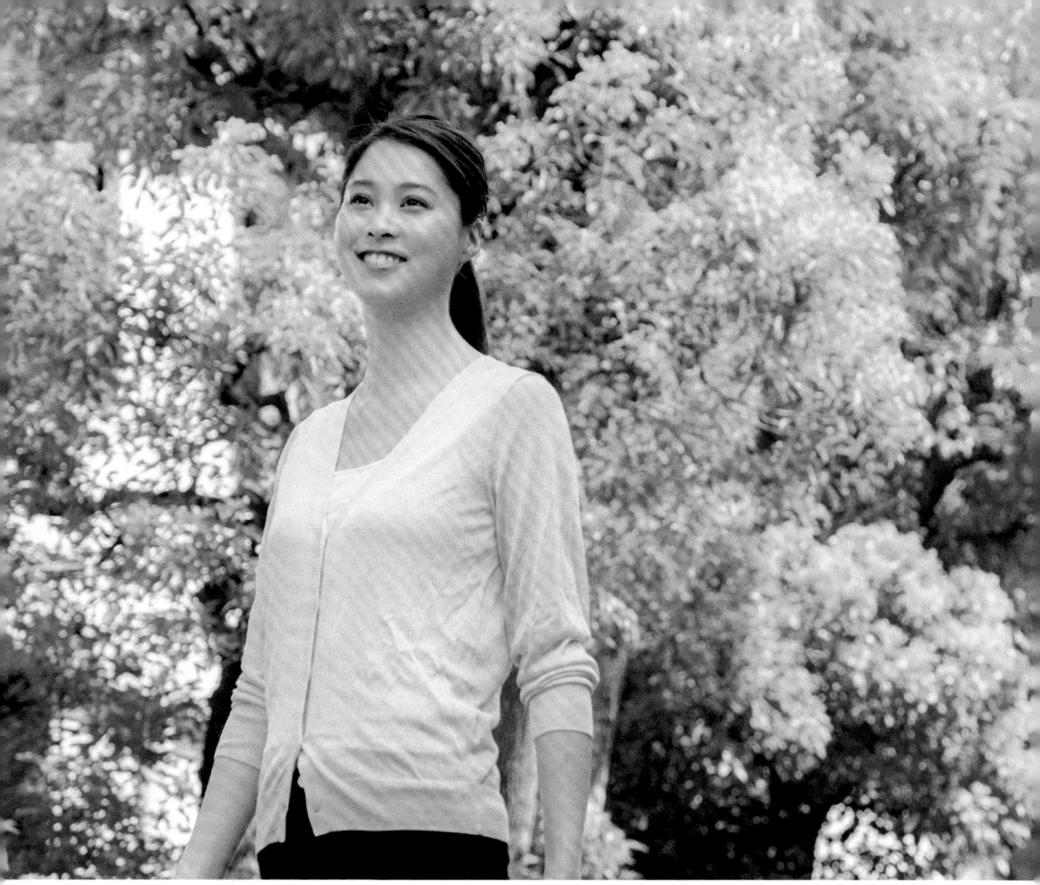

以順利運行。

不過，話說回來，免疫力也並非愈高愈好，免疫力一旦強到過剩，反而容易因為對花粉、室內塵埃、蜜蜂毒液產生過敏反應而感到全身不舒服，嚴重時甚至可能造成死亡。

當身體出現異狀，能夠順利發揮作用並清除入侵病毒的「剛剛好」免疫力才是最理想的狀態。幸好人體不同於汽車等機械，稍有些許不順暢，也能靠自己的力量恢復健康，發揮與生俱來的自然治癒力。接下來本書將與您一起探討並尋找恢復健康狀態的訣竅。

身體不適症狀

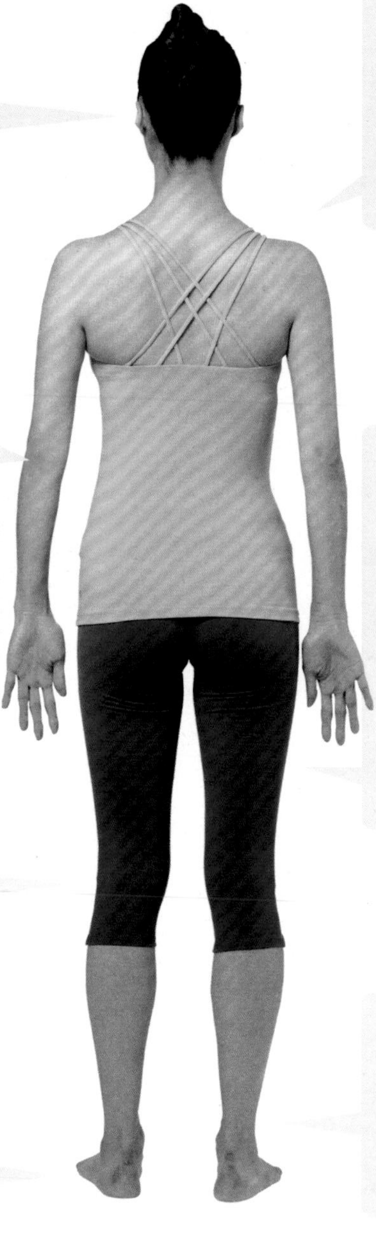

肩膀

- 右肩上提→長期暴飲暴食
- 左肩下垂→急性心理壓力
- 領帶扭曲、胸罩肩帶下滑→肺下垂

耳朵

- 耳後裂傷→水分不足

手肘

- 手肘黑色素沉澱→淋巴液流動不順暢

臀部

- 走路時臀部搖擺→左右側骨盆失衡
- 臀部下方長小疹子→呼吸器官承受負擔
- 尾骨周圍肌肉量減少，色素沉澱→心臟承受負擔
- 臀部小→呼吸系統效率不佳
- 穿裙子時拉鍊容易自行移位→骨盆歪斜

痣

- 長痣的部位→淋巴液流動不順暢
- 長出紅痣→淋巴液流動情況突然變差

膝窩

- 膝窩腫大→腎臟功能變差

足踝

- 外踝前方長繭→婦科毛病多
- 足踝緊繃→子宮運作順暢。腰部有彈性。復原力良好

足部

- 坐在椅子上時足部呈外八姿勢→腰部疲勞，注意力不佳

超級簡單！自我檢測

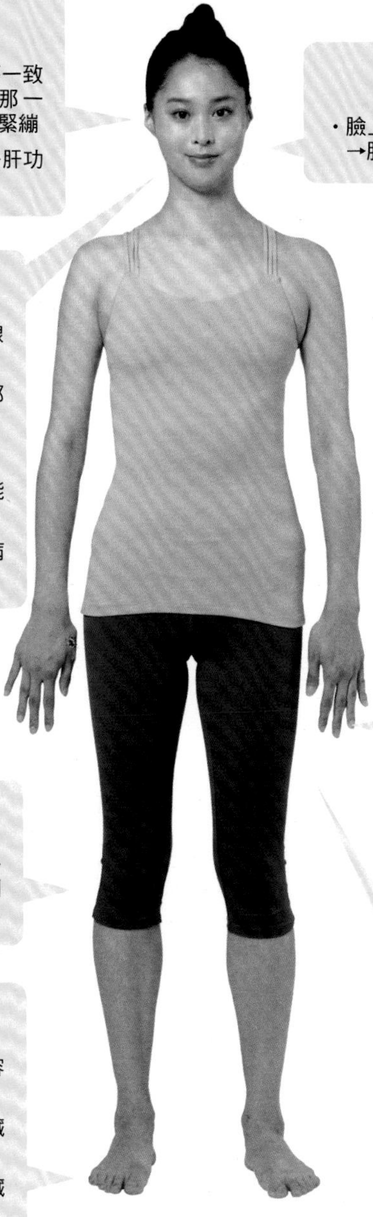

眼睛

- 左右眼大小不一致→比較小的那一側，大腦較為緊繃
- 眼白呈黃色→肝功能不佳

臉頰

- 臉上長斑（非雀斑）→肺疲勞

喉嚨

- 喉結沒有位於正中線上→腎上腺功能不全
- 突然出現細紋→腰部彈性變差
- 黑色素沉澱→腎疲勞
- 甲狀腺腫大→腎功能變差
- 頸部肌肉下垂→大病之後

胸部

- 胸大肌上半段無力，呈前彎姿勢→心理壓力太大

腹部

- 肚臍呈縱向細長形→肺虛弱、神經質
- 腹部突出→忍耐力強

指甲

- 指甲裡有黑線、指甲裂成兩半、凹凸不平→心臟功能變差

膝蓋

- 膝下黑色素沉澱→黑色素沉澱那一側的腎疲勞

腳趾

- 拇趾外翻→骨盆容易外展、下垂
- 走路外八→心裡藏不住事情
- 走路內八→心裡藏了不少心事

大腿

- 大腿內側肌肉量少，兩腳之間產生縫隙→腸子功能變差

重啟自體免疫力

目錄

世界充斥著造成免疫力失調的毒素……2
最佳狀態是勿過低，勿強到過剩……4
超級簡單！自我檢測身體不適症狀……6
本書使用方法……12
前言……14
依體操、呼吸法分類索引……15
依症狀分類索引……16

第1章 傳染病的因應對策

我們正在削弱自己的免疫力……20
逐漸進化變異的病原體……22
發燒促使身體重新啟動……24
咳嗽和打噴嚏的意義……26
不要刻意止瀉、止吐……28
讓病症順利好轉……30
幫助病症順利好轉的熱刺激……32
COLUMN 1 正確識別並採取因應對策……34

第2章 免疫力下降的原因

造成免疫力失調的元凶……36
免疫力下降的原因1 酷熱、濕度、氣壓變化易傷肺……38
整復蹲踞……40
放鬆胸大肌體操……42
免疫力下降的原因2 暴飲暴食傷害身體……44
C字形體操……46
免疫力下降的原因3 壓力導致功能停滯……48
八字形肋骨上提體操……50
免疫力下降的原因4 過度清潔其實也會造成免疫力下降……52
身體改變後，病症自然痊癒……54
COLUMN 2 從白血病中死裡逃生的力量……56

第3章 以免疫力為主軸，檢查身體不適症狀

檢查自己的身體！1 檢查季肋區和側腹部……58
檢查自己的身體！2 兩處丹田和腹部四個角落的調律點……60
檢查自己的身體！3 肚臍十字……62
檢查自己的身體！4 請他人幫忙檢查胸椎！……64
免疫力低下會怎麼樣？……66
免疫力過強會怎麼樣？……68
COLUMN 3 發亮的膿液……70

第4章 喚醒免疫力！

什麼是「免疫」？ …… 72
喚醒免疫力需要
①淋巴系統 …… 76
②負責排泄與解毒的臟器 …… 80
③肺臟 …… 84
人體是環環相扣的 …… 88
COLUMN 4 嚴重燒燙傷於兩週後完全康復 …… 90

第5章 改善免疫力相關疾病

免疫力低下容易引發的疾病1 花粉熱 …… 92
免疫力低下容易引發的疾病2 氣喘 …… 94
免疫力低下容易引發的疾病3 異位性皮膚炎 …… 96
免疫力低下容易引發的疾病4 糖尿病 …… 98
免疫力低下容易引發的疾病5 高血壓 …… 100
免疫力低下容易引發的疾病6 低血壓 …… 102
免疫力低下容易引發的疾病7 類風濕性關節炎 …… 104
免疫力低下容易引發的疾病8 婦科傳染病 …… 106
免疫力低下容易引發的疾病9 帶狀皰疹 …… 108
免疫力低下容易引發的疾病10 化膿 …… 110
治療副作用引起免疫力低下 …… 112
COLUMN 5 決定體操形式的三個重點 …… 114

第6章

集中力量，給予給予「刺激」&「活化」

深呼吸法……116
跪坐姿勢下的髖關節體操……118
淋巴體操……120
脊椎骨體操……122
綜合體操……124
胸椎第八節呼吸法……126
胸骨體操……128
使用內收肌的骨盆上提體操……130
腰椎第四節扭轉體操……132
大字形體操……134
胸椎第九節體操……138

結語……140
參考文獻……141

您可以從這本書中透過檢測自己的身體不適，並勤加做操，喚醒體內的免疫力，從而活化身體，恢復原本的健康狀態。如果已經出現不適症狀且希望立即獲得改善，請務必多加利用症狀分類索引。

提升免疫力相關知識

免疫系統建立於平衡之上。本章節收錄促使免疫力甦醒的相關知識。

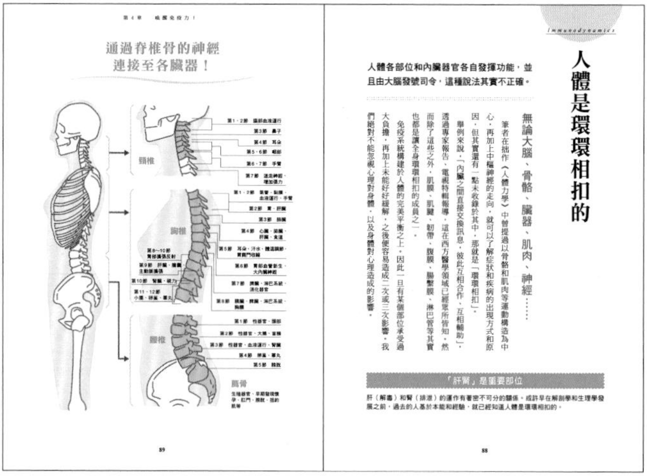

Immunodynamics

人體是環環相扣的

人體各部位和內臟器官各自發揮功能，並且由大腦發號司令，這種說法其實不正確。

無論大腦、骨骼、臟器、肌肉、神經……

筆者在拙作《人體力學》中曾提過以骨骼和肌肉等運動構造為中心，再加上中樞神經的走向，就可以了解症狀和疾病的出現方式和原因，但其實還有一點未收錄於其中，那就是「環環相扣」。

舉例來說，「內臟之間直接交換訊息，彼此互相合作、互相輔助」，透過專家報告、電視特輯報導，這在西方醫學領域已經眾所皆知。然而除了這些之外，肌膜、肌腱、韌帶、腹膜、腸繫膜、淋巴管等其實也都是讓全身環環相扣的成員之一。

免疫系統構建於人體的完美平衡之上，因此一旦有某個部位承受過大負擔，再加上未能好好緩解，之後便容易造成二次或三次影響。我們絕對不能忽視心理對身體，以及身體對心理造成的影響。

「肝腎」是重要部位

肝（解毒）和腎（排泄）的運作有著密不可分的關係。或許早在解剖學和生理學發展之前，過去的人基於本能和經驗，就已經知道人體是環環相扣的。

88

第4章　喚醒免疫力！

通過脊椎骨的神經連接至各臟器！

89

檢測自己目前的體力！

檢測肺臟、淋巴是否處於最佳狀態。

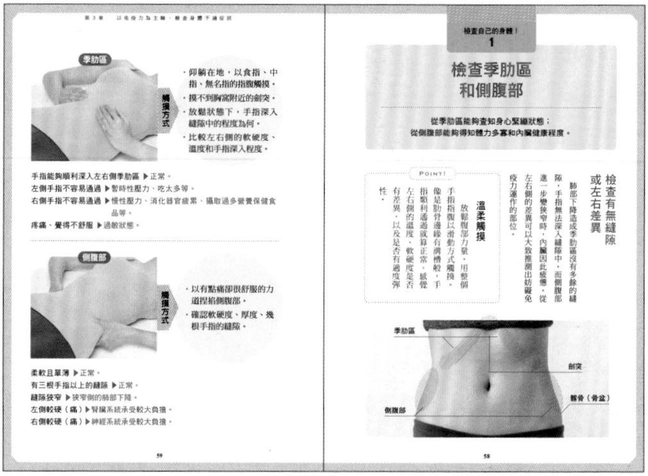

檢查自己的身體！ 1

檢查季肋區和側腹部

從季肋區能夠查知身心緊繃狀態；
從側腹部能夠得知體力多寡和內臟健康程度。

檢查有無縫隙或左右差異

肺部下降造成季肋區沒有多餘的縫隙，手指無法深入縫隙中，而側腹部進一步變狹窄時，內臟因此疲憊，從左右側的差異可以大致推測出妨礙免疫力運作的部位。

POINT!

溫柔觸摸

放鬆腹部力量，用整個手指指腹以滑動方式觸摸。手像是肋骨邊緣有溝槽般，手指順利通過就算正常，感覺左右側的溫度、軟硬度是否有差異，以及是否有適度彈性。

58

第3章　以免疫力為主軸，檢查身體不適症狀

・仰躺在地，以食指、中指、無名指的指腹觸摸。
・摸不到胸窩附近的劍突。
・放鬆狀態下，手指深入縫隙中的程度為何。
・比較左右側的軟硬度、溫度和手指深入程度。

手指能夠順利深入左右側季肋區 ▶正常。
左側手指不容易通過 ▶暫時性壓力、吃太多等。
右側手指不容易通過 ▶慢性壓力、消化器官疲累、攝取過多營養保健食品等。
疼痛、覺得不舒服 ▶過敏狀態。

・以有點痛卻很舒服的力道捏掐側腹部。
・確認軟硬度、厚度、幾根手指的縫隙。

柔軟且單薄 ▶正常。
有三根手指以上的縫隙 ▶正常。
縫隙狹窄 ▶狹窄側的肺部下降。
左側較硬（痛）▶腎臟系統承受較大負擔。
右側較硬（痛）▶神經系統承受較大負擔。

59

本書使用方法

改善免疫系統失調而容易衍生的疾病！

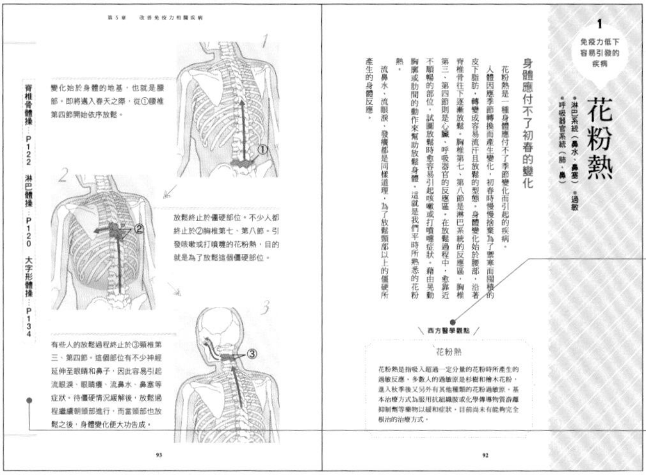

瞭解免疫系統失調引起的疾病機制。

學習相關西方醫學知識。

介紹改善不適症狀的體操。

重新恢復身體原本的健康狀態！

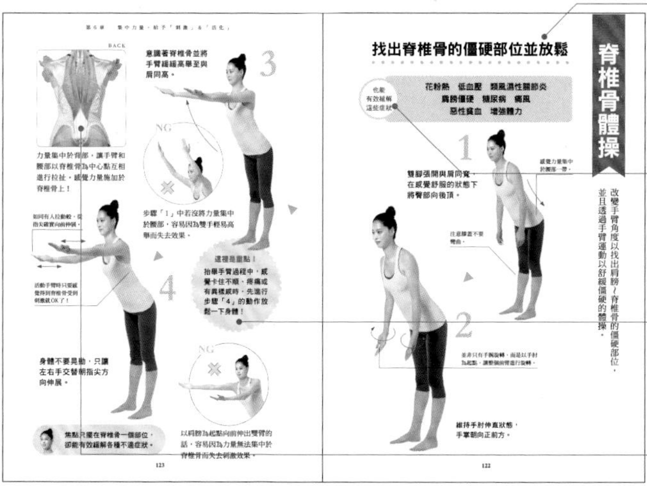

介紹提升免疫力的體操。

收錄體操能有效解決的各式疑難雜症。

正確且極具功效的訣竅。

檢測使用的肌肉和骨骼。

讓身體狀態最佳化的體操。

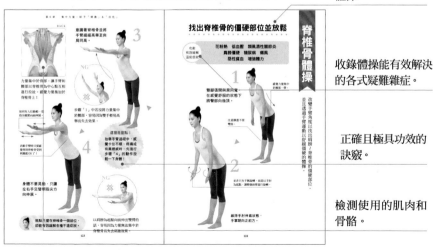

前言

人類自古就將引起傳染病的細菌和病毒視為敵人，透過接種疫苗或開發新藥加以抵抗，並且試圖以澈底消毒和宣導知識來嚴加預防，然而做了這麼多的努力，經世界衛生組織於一九八〇年正式宣布「自地球上完全根除」的傳染病卻只有天花。

細菌和病毒未必全是「敵人」

另一方面，我們體內有大腸桿菌、乳酸菌等有益身體的細菌，能夠幫助產生和吸收營養。甚至還曾經有胎盤（婦女孕育胎兒時的獨特組織）是病毒感染後，進一步演化形成的相關研究報告。基於這一點，愈來愈多人開始懷疑是否應該將細菌和病毒全視為敵人，或許將來病毒會在人類體內產生變異，也或許可以活用在基因治療上。

這時問題又來了。舉例來說，無論是嚴重特殊傳染性肺炎（新冠肺炎，COVID-19）或流行性感冒，有些感染者的密切接觸者會染病，有些則不會；有些染病者演變成重症，有些則不會。造成這些差異的關鍵，僅僅是免疫力而已嗎？而免疫力的差異又從何而來？

讓身體恢復原本的輕鬆狀態

無論西醫或中醫至今都未能解開這個謎題，摸不清頭緒的地方實在太多了。正因為如此，我們更應該好好面對自己的身體，傾聽身體的聲音，了解身體的特質，並且隨時掌握身體的反應和要求。

我想大家應該都希望自己的身體「能夠永遠維持原本的輕鬆狀態直到最後一刻」。

井本整體負責人　井本邦昭

依體操、呼吸法分類索引（依頁數順序）

體操相關

名稱	目的&效果	頁數
整復蹲踞	強健肺部功能	40
放鬆胸大肌體操	強健肺部功能	42
C字形體操	放鬆肋骨和脊椎骨	46
八字形肋骨上提體操	上提肋骨，釋放壓力	50
側腹捏彈	活化腎臟功能	83
內收肌捏彈	活化腎臟功能	83
跪坐姿勢下的髖關節體操	改善下半身的淋巴液流動	118
淋巴體操	放鬆肋間肌，順暢淋巴液流動	120
脊椎骨體操	找出脊椎僵硬部位並放鬆	122
綜合體操	刺激並活化胸椎第八節	124
胸骨體操	上提肋骨，擴展胸廓	128
使用內收肌的骨盆上提體操	透過內收肌力量調節骨盆狀態	130
腰椎第四節扭轉體操	改善婦科疾病相關症狀	132
大字形體操	內收肩胛骨，穩定骨盆	134
胸椎第九節體操	活化代謝與排毒中樞的肝臟	138

呼吸法

深呼吸法	藉由深呼吸貫入下丹田以提升恢復力	116
胸椎第八節呼吸法	調整心肺功能，順暢氧氣輸送	126

其他

蒸毛巾熱敷患部	熱刺激幫助緩解症狀	32
溫浴（部分浴）	改善各種疑難雜症	51
胸椎第八節蒸毛巾熱敷	活化免疫力	112
化膿活點	加速出血部位或輕微燒燙傷的癒合	111
肋骨內收體操	順暢呼吸，幫助排毒	113

依症狀分類索引

三劃
下半身虛弱……40
口臭……50
子宮肌瘤……130

四劃
中耳炎……124
化膿……111
心律不整……126
心悸……50、126
手腕僵硬／手臂疲勞……42、46

五劃
生理期不順……130、132
生理痛（並用足浴）……134
皮膚問題、小疹子……120

六劃
肋間神經痛……46、120

七劃
低血壓……116、122、128、134
坐骨神經痛……118
改善白血球數值異常……138
更年期腰部沉重，使不上力……130
更年期障礙……130

八劃
乳腺炎……120
呼吸急促……50
肩膀僵硬……46、122、124
肺部虛弱……86
花粉熱……120、122、128、134

九劃
便祕……46
食慾不振……120、124

十劃
時差造成不適……42

氣喘……42、46、126、128、134
消化不良胃脹……124
胰臟炎……124
胸悶不適……50
高血壓……124、126

十一劃

婦科疾病相關症狀……132
婦科傳染病……118、130、132、134
宿醉……138
帶狀皰疹……118、120
產前產後骨盆調理……130
異位性皮膚炎……46、134、138

十二劃

單側腰部疼痛……46
惡性貧血……122
焦慮浮躁……42、46、116、126

痛風……122
發燒……32

十三劃

感冒……128
腰痛……40、116、118、132
腸胃不適……40、50、116
腹瀉……40

十四劃

慢性疲勞、慢性病……126、134
睡眠障礙……42、46
腿部浮腫……118

十五劃

噁心……50
熱衰竭……138
膝蓋痛……132

十六劃
糖尿病……118、122、124
頭部緊繃……42
十七劃
壓力……40、42、50、138
癌症治療中的諸多不適症狀……116、120、126
十九劃
類風濕性關節炎……120、122
二十三劃
體力差……116、122
二十五劃
髖關節疼痛……118

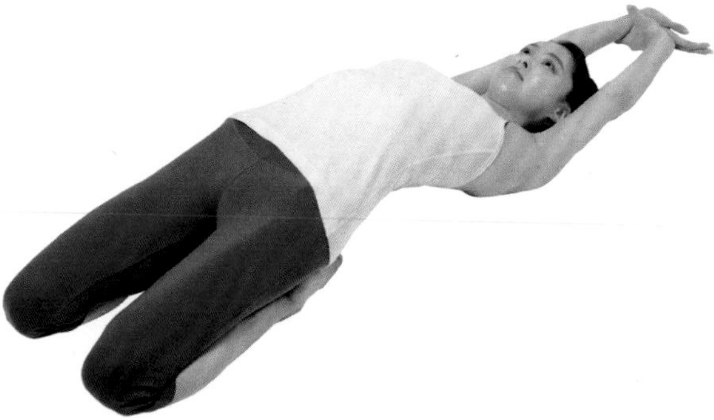

第 1 章

傳染病的因應對策

我們正在削弱自己的免疫力

環境完善且技術進步，之所以還是無法消除傳染病，最大的問題出在我們自己身上。

現代人難以抵擋傳染病的原因

相較於過去的人，現代人對病毒或細菌的抵抗力愈來愈薄弱。明明整體環境衛生較過去大幅提升、人人都能攝取必要的營養素、醫療技術快速進展、各種新藥陸續上市，為什麼死於傳染病、症狀久治不癒、深受長期後遺症所苦的人還是多得數不清。

我們的身體原本就配備驅逐入侵外來敵人的免疫系統，利用醫療和藥物的同時，再加上充分發揮免疫功能，應該就能戰勝絕大多數的傳染病或疾病。然而事實並非如此。

這全是因為我們未能徹底掌握自己的身體。不符合環境的生活型態、與身體機制相抵觸的治療方式等等，這些無視身體狀態、變化、反應的作為是造成免疫力下降的原因之一。

何謂傳染病？

病毒或細菌進入體內，進而破壞人體的疾病稱為傳染病。例如新冠肺炎、流行性感冒等多種疾病。免疫力下降時，人體對於一些平時不易引發疾病的病原體也會失去抵抗力，嚴重時甚至可能有生命危險。

輕症是調節身體狀態的絕佳機會

舉例來說，讓普通感冒等輕症順利好轉，其實是提升免疫力的好機會。但感冒過程中勉強硬撐，造成發燒、咳嗽等症狀久治不癒或一再復發，反而容易留下後遺症。

為了避免這樣的痛苦發生在自己身上，提升免疫力之前務必先好好審視自己的身體。

進入本書主題的免疫力之前，筆者想在本章節中先跟大家聊聊整復治療這個領域對傳染病的症狀和病程的看法。

太多人不懂得及時掌握病程發展的時機，寧可選擇繼續硬撐。不瞭解身體構造，反而容易產生預料外的後遺症……。

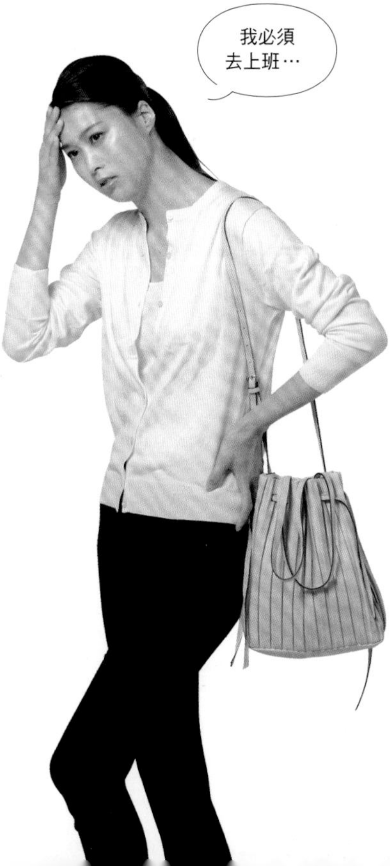

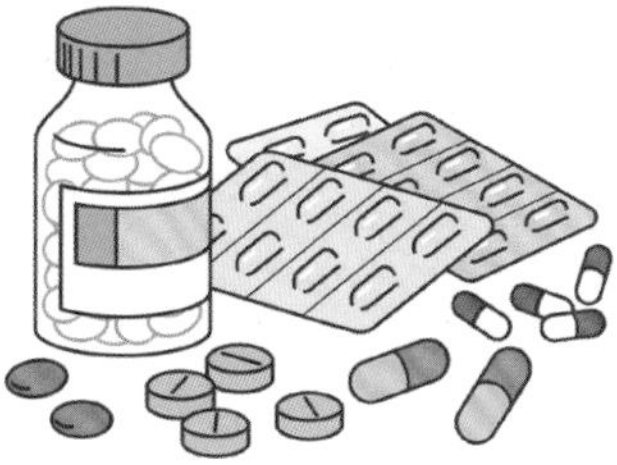

逐漸進化變異的病原體

細菌和病毒逐漸產生變異，而新藥開發又緩不濟急，我們只能單憑免疫力加以對應。

大家知道「多重抗藥性細菌」嗎？

長期服用抗生素，進而導致細菌對抗生素產生抗藥性，這種細菌就稱為「抗藥性細菌」。遇到這種情況時，通常會採取更換抗生素種類並持續服用的治療方式，然而不久之後，可能又會出現強大到足以抵抗這些藥物的細菌……一旦陷入這種惡行循環，最終會出現任何抗生素都打不死的超級細菌，這種細菌稱為「多重抗藥性細菌」。

換句話說，沒有任何方法能夠殺死這種病原體細菌。

細菌和病毒會持續進化變異，而且速度相當驚人，像是流行性感冒，每年都會衍生新的病毒株，因此每年都必須研發新的疫苗。

而在這次的新冠肺炎疫情中，仍舊有不少地區苦於和結核病奮戰。

雖然有鏈黴素這種抗生素問世，一度讓結核病「不再是不治之症」，

抗生素

抗生素的種類很多，包含青黴素類、頭孢子菌素類等。醫生根據病原體的種類和患者體質開立不同類型的抗生素。過去抗生素是極為普遍且大量使用的治療藥物，但近年來為了避免衍生出各種多重抗藥性細菌，相關研究單位大力宣導盡可能減少抗生素的使用量至最低限度。

感染死亡人數

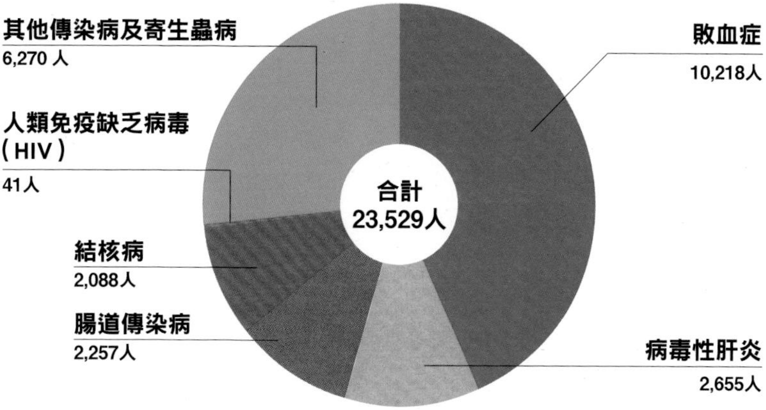
其他傳染病及寄生蟲病
6,270 人
人類免疫缺乏病毒（HIV）
41人
結核病
2,088人
腸道傳染病
2,257人
合計
23,529人
敗血症
10,218人
病毒性肝炎
2,655人

出處：《令和元年度（2019年）人口動態統計月報年計（概數）概況》第6表　依死亡人數、死亡率、死因簡單分類

敗血症是指細菌（葡萄球菌、鏈球菌、綠膿桿菌等）入侵人體造成肺臟、肝臟、腎臟等臟器功能衰竭的疾病，尤其容易發生在免疫力降低的時候。每年約有兩萬人以上因敗血症而死亡。

但目前日本每年仍有超過兩千人死於結核病。這全是因為引起結核病的結核桿菌已經產生變異，就算投與數倍的鏈黴素，也難以殺死結核桿菌。結核桿菌已經演變成超級細菌。

除了結核桿菌外，目前還有MRSA（抗藥性金黃色葡萄球菌）和MDRP（多重抗藥性綠膿桿菌）等多種多重抗藥性細菌，相信一定也還有其他細菌或病毒正逐漸進化變異中。因此，我們不能再仰賴抗生素，必須盡可能提升自己的免疫力，讓身體具備擊退病原體的能力。

發燒促使身體重新啟動

大家都知道發燒是身體不適的表徵之一，但發燒對身體來說既有助益又具重要意義。

發燒是免疫反應的一部分，應該充分加以利用

發燒是感冒時的常見症狀，直到最近西醫才開始真正體認發燒的功效。在這之前，針對發燒症狀，主要是開立對症治療藥物，也就是退燒藥。

然而發燒其實有二個功效。一個是治療疾病，提升體溫有助於增加免疫力，有效抑制病原體繁殖以加速恢復宿主健康。發燒讓身體感到疲累，頭昏想睡覺，主要目的是基於「要竭盡全力治療身體，盡量不要無謂浪費體力」而催促身體好好休息。撞傷或外傷時患部發熱，同樣也是為了讓熱能有效集中於患部以活化身體免疫反應。

發燒的另外一個功效則是改變身體，詳細內容請參閱P30。

日本人的平均正常體溫是36.89°C

其中也不乏有人平時體溫維持在35、34°C左右。正常體溫隨年齡增長而略微下降，當體溫愈低代表離死亡愈近。基於這個論點，現代人的身體好比老人，無法確實產生熱量，也無法充分發揮功效。

疾病引起發燒的機制

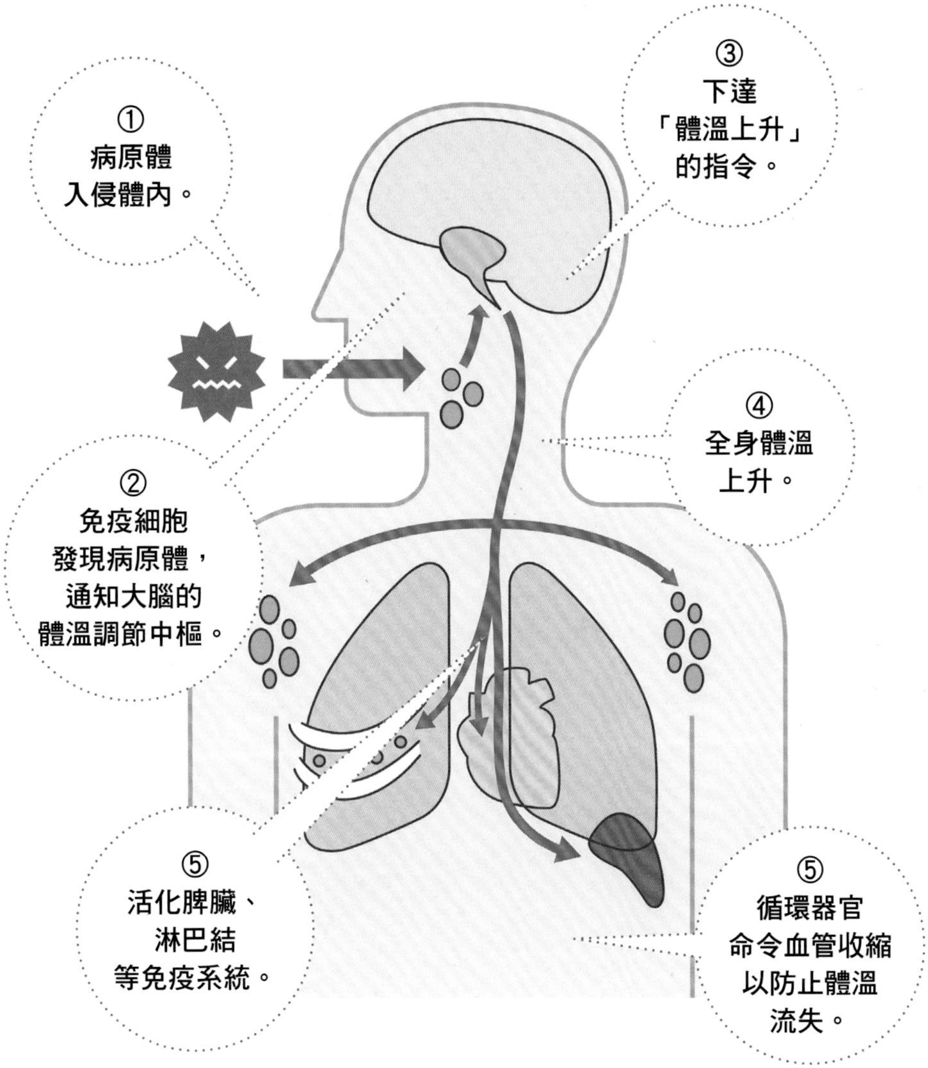
①
病原體
入侵體內。
②
免疫細胞
發現病原體，
通知大腦的
體溫調節中樞。
③
下達
「體溫上升」
的指令。
④
全身體溫
上升。
⑤
活化脾臟、
淋巴結
等免疫系統。
⑤
循環器官
命令血管收縮
以防止體溫
流失。

發燒也會對其他多種器官造成影響，像是肌肉收縮、加速呼吸以吸入更多氧氣等等。當體溫上升至一定程度並使體內病原體減少後，血管開始逐漸擴張以促使體溫慢慢下降

咳嗽和打噴嚏的意義

咳嗽和打噴嚏多半給人散播病原體的負面印象，但這兩種症狀對身體非常有幫助。

咳嗽和打噴嚏有助放鬆身體

平時處於適度放鬆狀態的身體，一旦出現不適症狀便容易變僵硬。僵硬的範圍小至米粒，大至肩頸僵硬或腰痛等全身卡卡。然而隨著僵硬的消失，身體會慢慢變輕鬆。罹患感冒等傳染病時也是同樣情況。

病原體一進入體內，肺部立即緊繃並進入備戰狀態。肺和肋間肌變僵硬，身體微微前屈且呼吸變短促。這時能有效緩解這種情況的便是咳嗽。好比緊張到鎖喉而說不出話時，稍微「咳咳」乾咳一下便能順利發出聲音。我們的身體也做著同樣的事情。

打噴嚏也是為了放鬆肋間肌和頸部的緊繃、僵硬。通常打了個大噴嚏後，從鼻子到頭部都會變得非常舒暢。

不要止咳!?

咳嗽和打噴嚏造成飛沫四處噴濺，但實際上卻具有排出異物、放鬆肋間肌的重大功用。然而在人群中或公共場所裡必須重視社交禮儀，因此咳嗽或打噴嚏時，請務必用紙巾或手肘擋住口鼻。

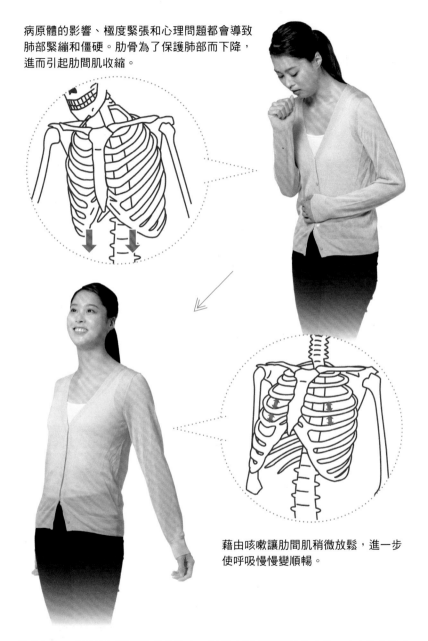

病原體的影響、極度緊張和心理問題都會導致肺部緊繃和僵硬。肋骨為了保護肺部而下降，進而引起肋間肌收縮。

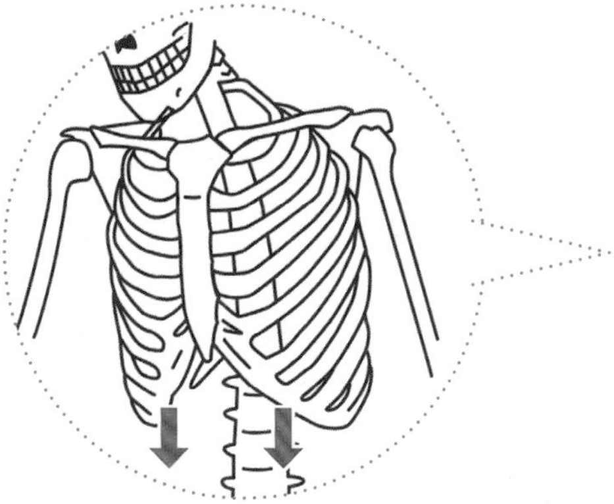

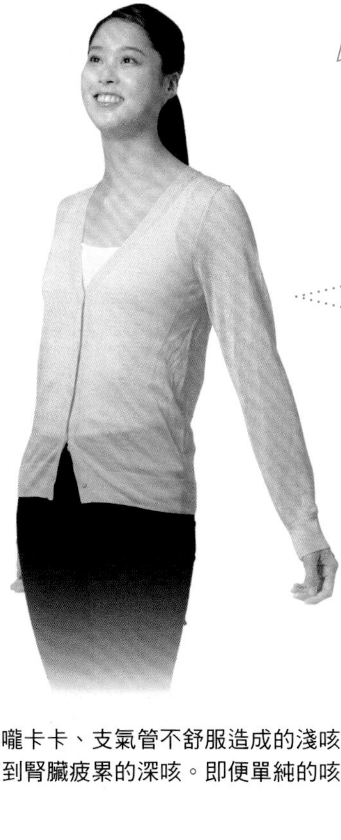

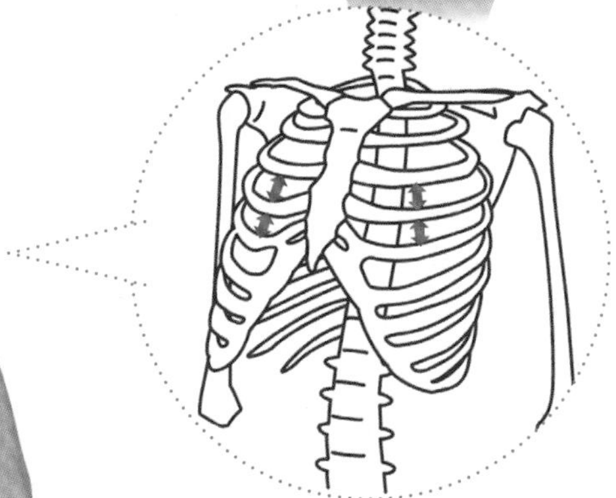

藉由咳嗽讓肋間肌稍微放鬆，進一步使呼吸慢慢變順暢。

喉嚨卡卡、支氣管不舒服造成的淺咳；胃部連帶受到影響的咳嗽；咳中帶有濃痰，咳到腎臟疲累的深咳。即便單純的咳嗽也隱藏著能夠釐清不適症狀起因的關鍵。

不要刻意止瀉、止吐

腹瀉和嘔吐造成大量水分流失，也會使體力急劇下降，照道理應該立即採取因應對策……。

透過腹瀉和嘔吐方式排出體內毒素

腹瀉和嘔吐令人感到非常不舒服，因此多數人都希望立即止瀉和止吐。但止吐和止瀉有時是好事，有時卻是壞事。無論腹瀉或嘔吐，都是為了排出體內不需要的廢物。舉例來說，吃了不新鮮的食物會因為感到噁心而嘔吐，就算吐不出來，也會以腹痛腹瀉方式將食物排出體外。熱衰竭或壓力對臟器造成負擔時，也可能引起嘔吐或腹瀉。不幸罹患傳染病時，腹瀉和嘔吐的主要任務便是將入侵體內的病原體排出體外。這時候若強制止吐或止瀉，反而容易將病原體或毒素滯留於體內而致使症狀惡化（請參閱P34專欄）。

但話說回來，持續腹瀉導致下腹無力或整個人形色憔悴時，建議還是盡快尋求專業醫師協助。

傳染病「霍亂」的治療

使用抗生素治療，但盡可能不要止吐、止瀉，這是為了盡快將細菌排出體外。另一方面，由於嘔吐和腹瀉會造成體內水分急速流失，必須透過口服電解質補充液或點滴等補充水分。

保護身體的腹瀉、嘔吐

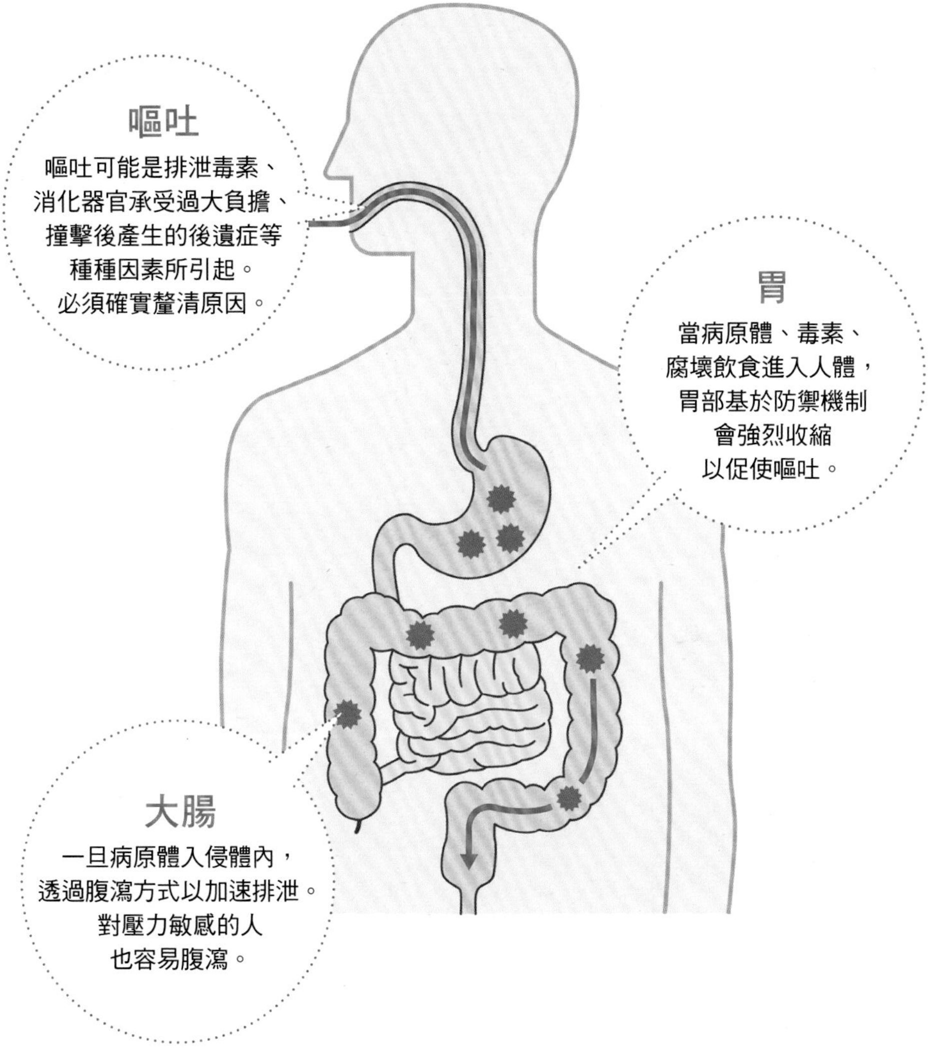
嘔吐
嘔吐可能是排泄毒素、
消化器官承受過大負擔、
撞擊後產生的後遺症等
種種因素所引起。
必須確實釐清原因。
胃
當病原體、毒素、
腐壞飲食進入人體，
胃部基於防禦機制
會強烈收縮
以促使嘔吐。
大腸
一旦病原體入侵體內，
透過腹瀉方式以加速排泄。
對壓力敏感的人
也容易腹瀉。

在持續嘔吐或腹瀉的情況下，充分攝取運動飲料等酸鹼值近似體液的口服電解質補充液是非常重要的一件事。勉強止吐或止瀉，反而容易造成毒素滯留體內而被小腸吸收，進而導致症狀嚴重惡化。若感到不安與擔心，請務必尋求專業醫師協助，並且採取適當因應對策。

讓病症順利好轉

西方醫學和整復治療有著極大差異，整復治療首重如何讓病症好轉，如何調整身體狀態。

「罹患疾病」是整復治療法進行治療的大前提

整復治療不使用投與抗生素或施打疫苗等治療手法。不像西方醫學「透過殺死病原體進行治療」，而是採用「感染後調整身體以順利讓病症好轉」的方式。

這裡以簡單易懂的感冒為例。有些人在感冒初起時覺得疲倦、畏寒、咳嗽、流鼻涕、關節疼痛，接著是發燒；有些人持續發燒，體溫在37～38℃左右徘徊；有些人瞬間高燒到將近39℃，卻也在短時間內急速退燒。發燒方式因病種和當事人體力、免疫力而有所不同。

有時雖然遭到感染，卻能夠在痊癒後獲得免疫力，並經由發燒和咳嗽來重新啟動身體。透過這種方式打造適度放鬆且具有彈性的身體。

熱的功能

發熱可以活化免疫細胞並促進體內循環，加速老舊廢物的排泄。讓老舊細胞遭到破壞並持續更新產生新的細胞。當病症順利好轉，高燒退後將會覺得整個人神清氣爽。

感冒時的發燒階段

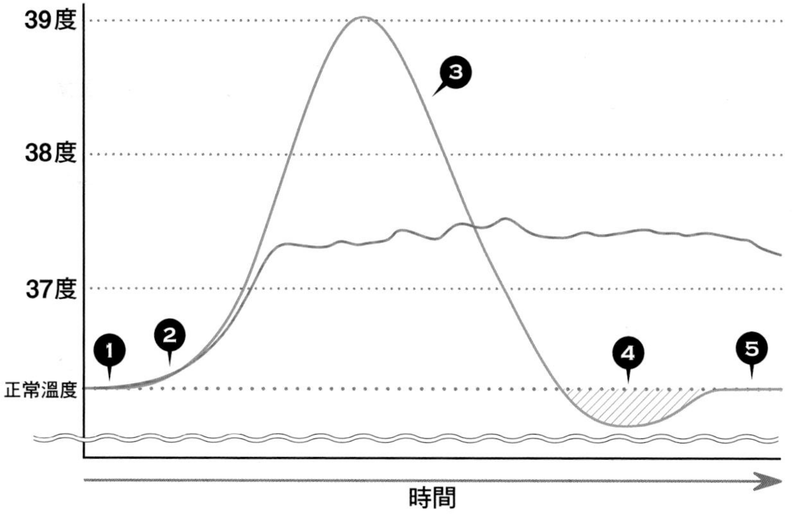

最佳感冒過程是快速發燒，並於短時間內快速退燒（綠線）。而平時不常發燒的人，可能會有持續低燒一陣子的情況發生（紅線）。④的區段是病後休養和康復期間。在恢復正常體溫之前，盡量安靜休養、洗完澡後避免吹風、控制飲食，並且勿過度使用眼睛以免造成疲勞，務必讓身體獲得充分休息。

以感冒為例，何謂讓病症順利好轉

基本上感冒的過程如下所示。

①出現畏寒、疲倦、關節痛、咳嗽、打噴嚏等症狀。

②體溫上升。

③短時間內體溫下降。

④體溫下降至正常溫度以下時，避免給予刺激，務必安靜休養。

⑤體溫恢復正常，日常活動重啟。

但過去不常發高燒的人或身體某部位蓄積負荷的人，單次發燒並無法充分活化免疫力，因此微燒和咳嗽症狀還會持續好一陣子。

因此首要之務是平時確實讓體溫升高以驅逐病原體，讓身體修復。

幫助病症順利好轉的熱刺激

熱度不如預期中來得高或呼吸困難時，蒸毛巾的熱刺激能有效緩解症狀。

利用熱度刺激血管並加以活化

發燒時體溫不如預期中來得高，微燒持續不見盡頭、呼吸不順感到不舒服……當病程進展得不順利時，請嘗試使用蒸毛巾熱敷法。蒸毛巾的熱度使肌肉和血管收縮，而隨著溫度下降再慢慢放鬆，透過反覆的收縮與放鬆，找回肌肉和血管的彈性並使血液順暢流動，加速退燒和呼吸器官的復原。

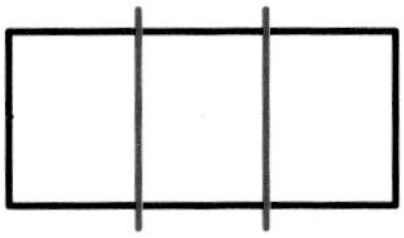

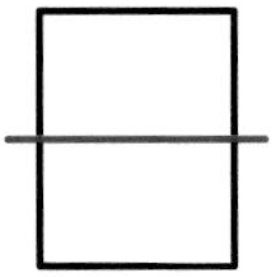

蒸毛巾的製作方法

①準備一條略厚的毛巾，將毛巾長邊折成三等分。

②然後將長邊再對折，充分浸泡在水裡。

③輕輕擰乾，用微波爐（600W）加熱1分～1分30秒。

④取出時小心不要燙傷。

蒸毛巾的熱敷方法

①配合熱敷部位，將毛巾折成適當大小。

②將蒸毛巾置於患部上(※直接置於皮膚上，勿將毛巾裝入塑膠袋中)。

③熱敷4～5分鐘，毛巾溫度下降後重新加熱。加熱期間確實先將患部擦乾。

④重複②～③步驟3至5次，患部泛紅即可結束。間隔8小時以上可以再次熱敷。

置於後腦杓

體溫無法順利上升時，將蒸毛巾置於「風府」穴上。有助於解決頭痛、中耳炎、牙齒痛等問題。

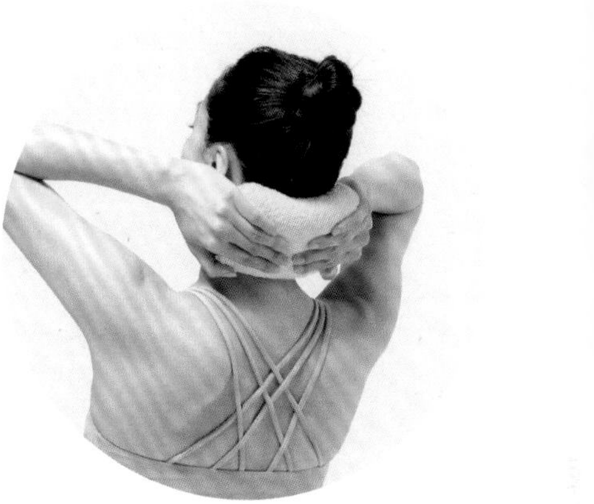

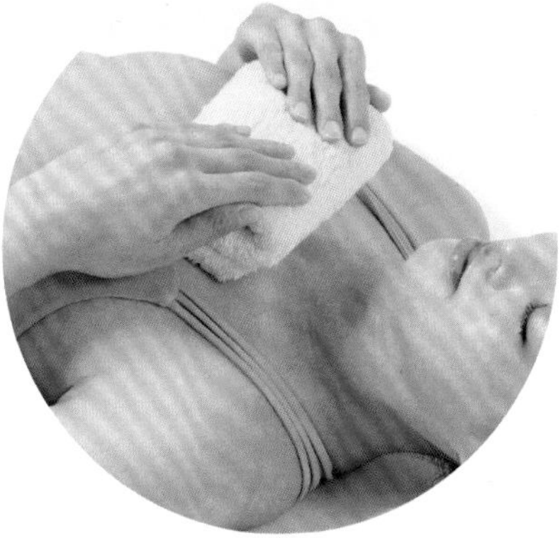

置於胸口

咳嗽或呼吸不順時，將蒸毛巾置於鎖骨下方之胸口處，幫助順暢呼吸。

置於患部

將蒸毛巾置於異位性皮膚炎或帶狀皰疹等的患部上。疹子會暫時性大量增加，但這是皮下老舊廢物開始浮現，情況逐漸好轉的證明。另外，關節炎、眼睛疲勞、生理痛、肩膀僵硬、肋間神經痛、便祕等情況，也要將蒸毛巾置於患部上。

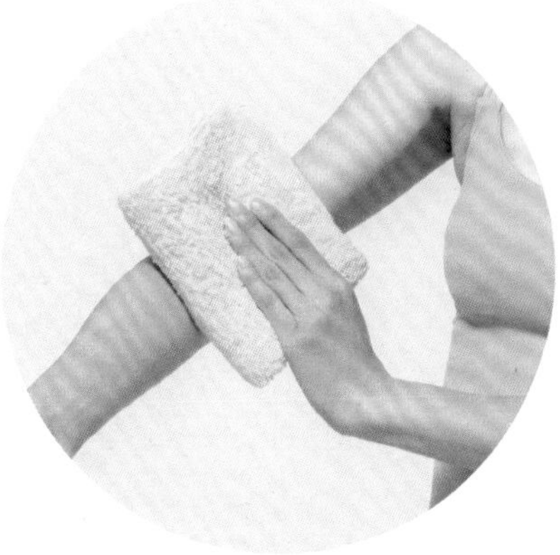

COLUMN 1

正確識別
並採取因應對策

過去曾經發生學校營養午餐造成3453人食物中毒的事件。當時引起中毒事件的致病菌是「O7型」大腸桿菌，但過去O157型、沙門氏桿菌、退伍軍人菌等各種致病菌也都曾經造成食物中毒。

食物中毒的初始症狀包含畏寒、腹痛、噁心、微燒等，接著開始出現嚴重腹瀉和嘔吐等症狀。照顧者擔心患者流失大量水分而引起脫水症狀，多半會想辦法幫患者止吐止瀉。然而在過去的醫療現場，醫生雖然協助患者止吐止瀉，卻仍舊有不少患者因此身亡；相反的，沒有刻意止吐止瀉的患者反而多人得以倖存。

止瀉只會造成致病菌和毒素殘留體內並被身體吸收。食物中毒時，免疫系統的保護機制是讓不好的東西排出體外，因此我們應該遵循免疫系統的運作，盡量讓致病菌和毒素順利排出體外。

另一方面，夏季的腹瀉和噁心可能因熱衰竭而引起，壓力和頭部撞傷也會造成腹瀉或嘔吐。因此，最重要的是正確識別原因，並且採取適當的因應對策。

第 2 章

免疫力下降的原因

造成免疫力失調的元凶

免疫力下降的原因是什麼呢？壓力、營養、生活習慣外，氣候也是一大影響因素!?

造成免疫力下降的四大因素

免疫力下降的原因五花八門，接下來將為大家介紹四種最常見的原因。首先是壓力。工作、事業、人際關係、經濟等難以擺脫的現代慢性壓力在無形中漸漸傷害身體（請參閱P48）。

而過度清潔也是免疫力下降的一大主因。比起不衛生的環境，清潔固然重要，但過度清潔反而容易降低人體對病原體的耐受性，造成免疫力下降（請參閱P52）。

除此之外，令人驚訝的是二十四小時三百六十五天想吃就吃的飽食習慣竟然也是造成免疫力下降的原因之一（請參閱P44）。其次是近年來影響力最大的氣候變遷。前所未有的高溫和高濕對肺臟造成莫大負擔，進而逐漸侵蝕全身（請參閱P38）。

即便免疫力很強……

「免疫力強，就不會遭到感染」這是錯誤的觀念。免疫力強的人也會遭到細菌或病毒感染。但免疫系統強的人最大優點是，即使病原體進入體內，也能夠迅速採取因應對策而使症狀相對輕微，甚至不會出現任何症狀。

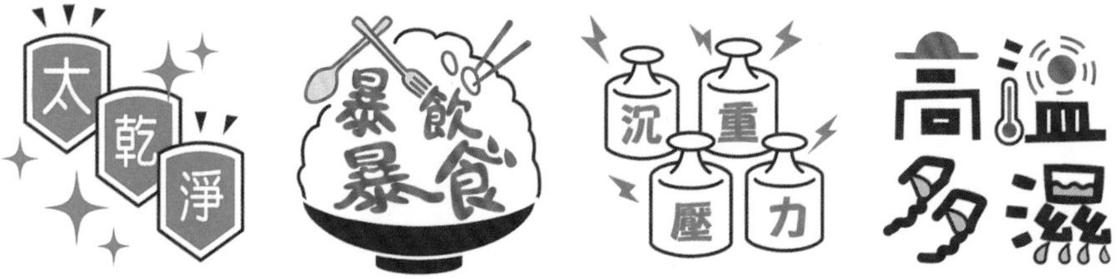

逐一排除造成免疫力下降的原因

本章節將依序解說造成免疫力下降的四大因素。各因素造成的影響程度因人而異。回顧自己的生活，逐一排除可能因素是提升免疫力的第一步。

舉例來說，就算攝取「提升免疫力的飲食」，壓力過多過大仍舊會造成免疫力下降。極度害怕受到感染的人，說得極端點，可能只適合居住在無菌室裡。但這同樣會形成巨大壓力。

以沒有偏見的態度重新審視四大因素，不偏不倚地逐一解決造成免疫力下降的原因。

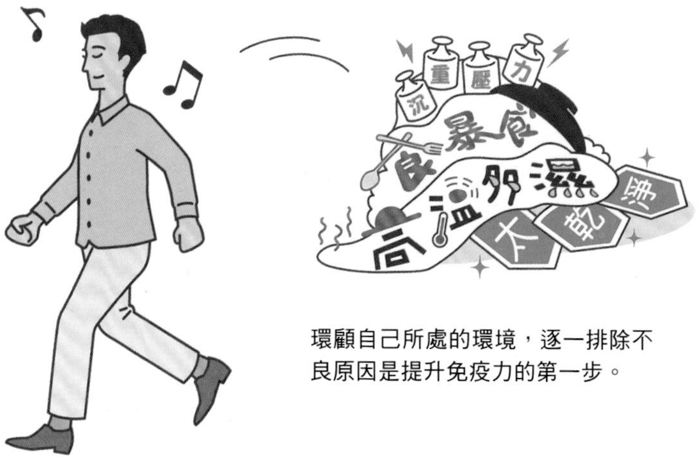

環顧自己所處的環境，逐一排除不良原因是提升免疫力的第一步。

免疫力
下降的原因
1

酷熱、濕度、氣壓變化易傷肺

肺功能變差會干擾姿勢、阻礙淋巴液流動

肺功能變差的最大原因是超過體溫的極度高溫、異常高濕和急遽的氣壓變化。這會對身體造成極大負擔。

「每天二十四小時，持續三到四個月待在三溫暖裡！」

我想沒有人願意這麼做吧，而且這還有種讓人冒著生命危險的感覺。但近年來的日本夏天正是這副光景。即便家裡開著冷

功能正常嗎？

肺功能強大者的姿勢

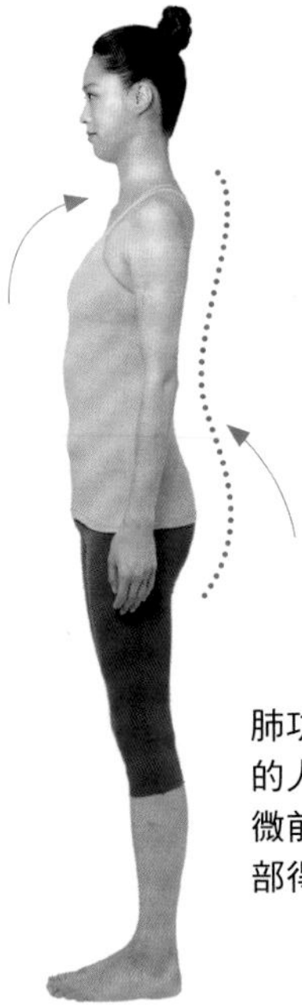

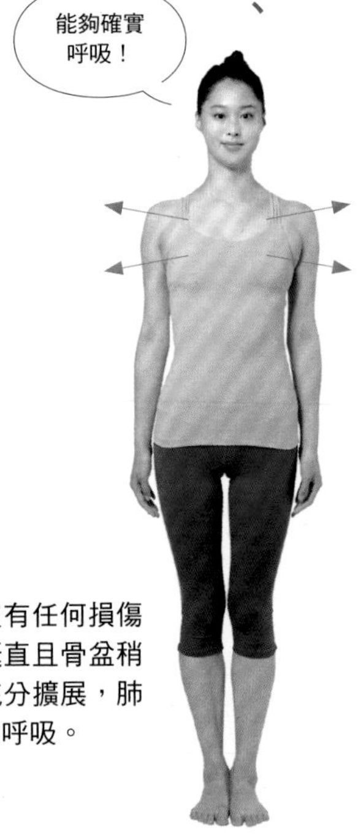

肺功能強大的人、沒有任何損傷的人，他們的背肌挺直且骨盆稍微前傾。由於胸廓充分擴展，肺部得以擴張並進行深呼吸。

氣，還是難免因為外界氣溫的影響而導致體力日漸衰減。

夏季氣溫和濕度都很高，難以透過排汗來調節體溫，一旦熱量蓄積體內，容易造成心跳加快或呼吸困難。再加上氣壓變化的影響，更讓肺部承受莫大負荷。

肺功能變差時，身體容易變成背部彎曲的前屈姿勢，而肋骨下降更會壓迫肺臟和心臟。除此之外，原本縱橫流動於胸部周圍的免疫系統淋巴液也會因為受到阻礙而滯留。光是肺功能變差，便足以引起全身性的不適症狀。

為了有效防止這種情況發生，首要之務是提起胸廓，讓肺臟和心臟不再受到壓迫。

你的肺部

肺功能不佳者的姿勢

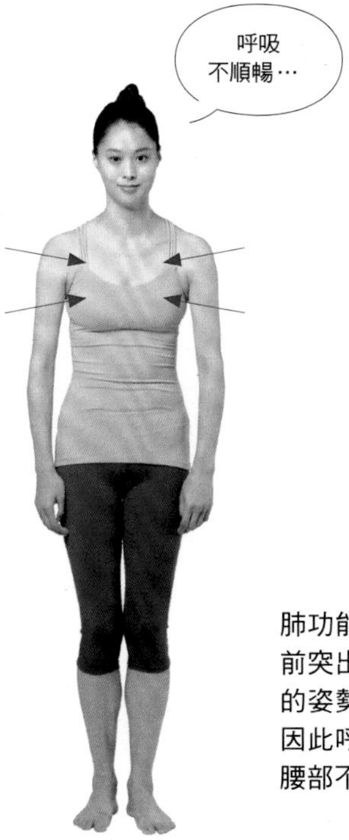

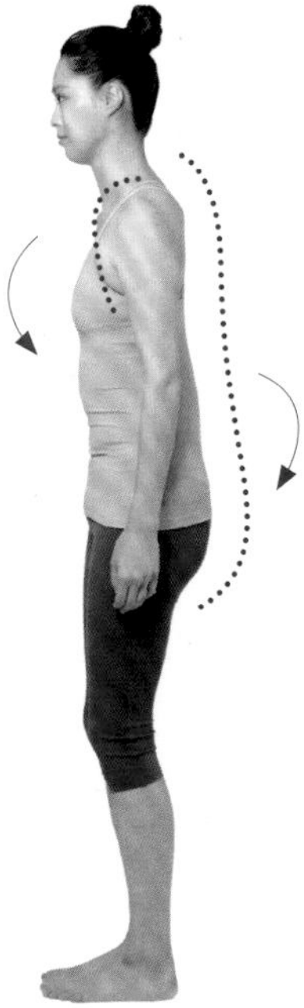

肺功能差的人往往呈現肩膀向前突出、背部彎曲、骨盆後傾的姿勢。肺部沒有擴張空間，因此呼吸短促且容易連帶引起腰部不適。

腰部是支撐身體的地基。想要恢復肺功能，必須先將力量集中於腰部使其穩定，然後再接續至提起肺部的運動。

恢復肺功能！①

也能有效緩解這些症狀

腹瀉　腰痛　腸胃不適
容易感到壓力　下半身虛弱

足跟容易向上翹起的人，請將臀部向後拉至極限，然後再開始作操。

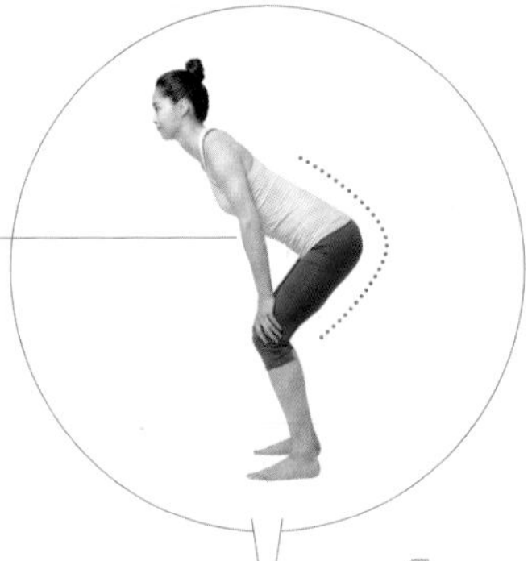

1

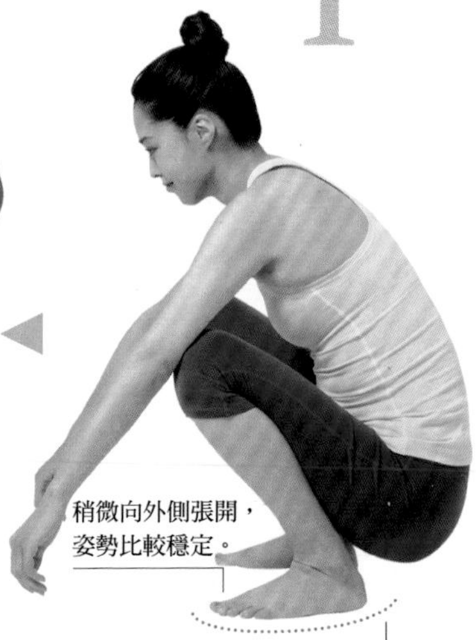

稍微向外側張開，姿勢比較穩定。

蹲踞時雙腳張開與肩同寬。

注意足跟不能向上翹起。

2

站起身時，臉部朝向正前方，意識著從胸部開始向上提起。

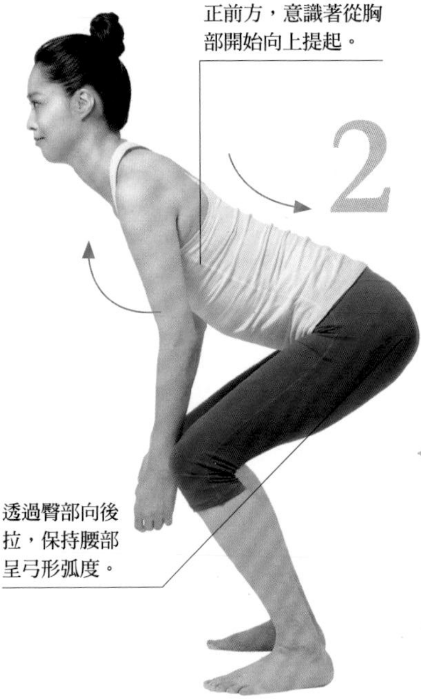

透過臀部向後拉，保持腰部呈弓形弧度。

好比將臀部向後拉般伸直腰部，然後緩慢站起身。

BACK

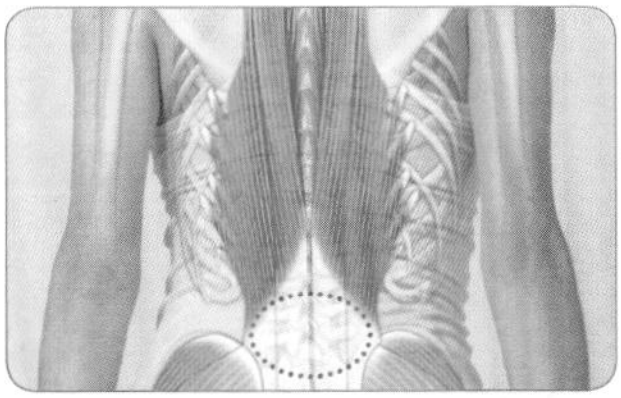

隨著站起身的動作，若感覺得到背部伸直，力量往腰部集中就OK了。

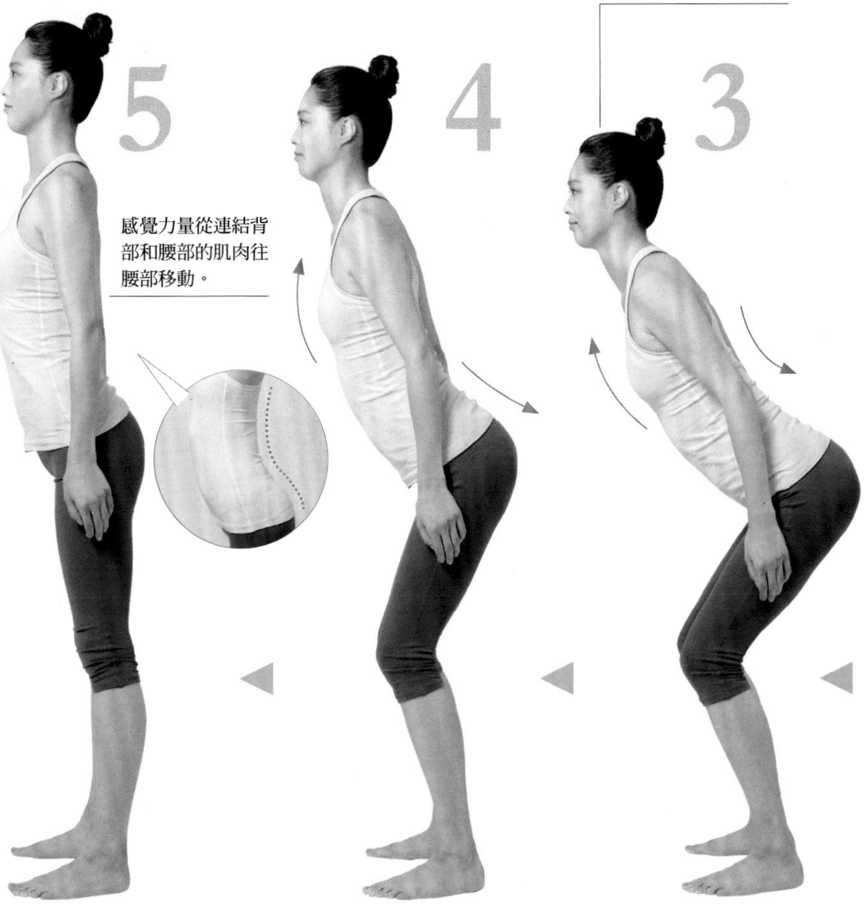
3
下巴有上揚的感覺。維持臉部朝向正面。
4
5
感覺力量從連結背部和腰部的肌肉往腰部移動。

盡可能緩慢地站起身。

快要站直身體之前，想像背部堆疊於腰部上，讓身體完全筆直站立。

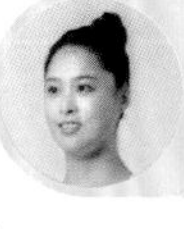

力量停留在腰部以保持身體穩定。請慢慢習慣這種狀態。

放鬆胸大肌體操

呼吸器官衰弱的狀態下將身體向前彎曲時，胸大肌容易因為肩膀向前突出的關係而變僵硬。

恢復肺功能！②

也能有效緩解這些症狀

氣喘　睡眠障礙　手腕僵硬
頭部緊繃　壓力　焦慮浮躁　時差造成不適

1

採取立膝跪地姿勢，背脊輕輕打直。雙手自然垂放於身體兩側。

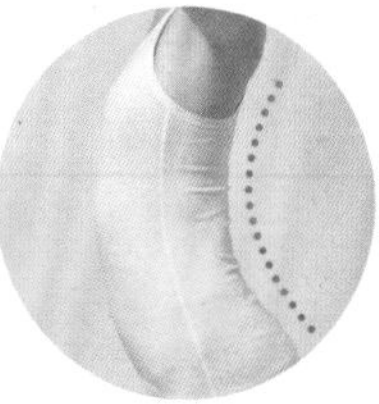

背脊伸直時，腰部自然形成弓形弧度。

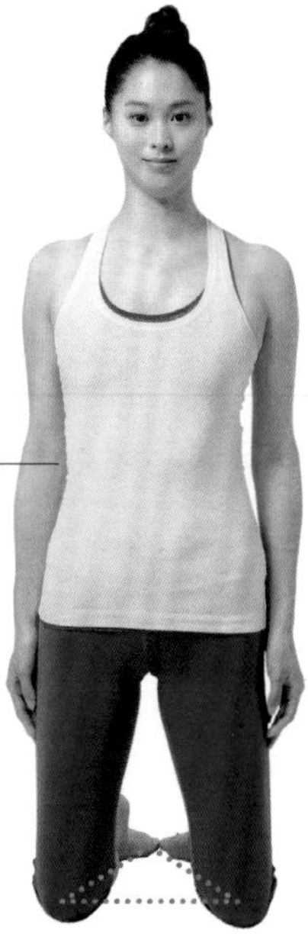

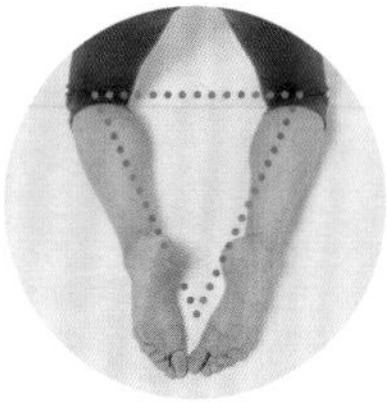

雙膝和足部形成三角形，身體比較安定。

2

感覺位於腋窩前的胸大肌的動作。

意識著連指尖都伸直的感覺。

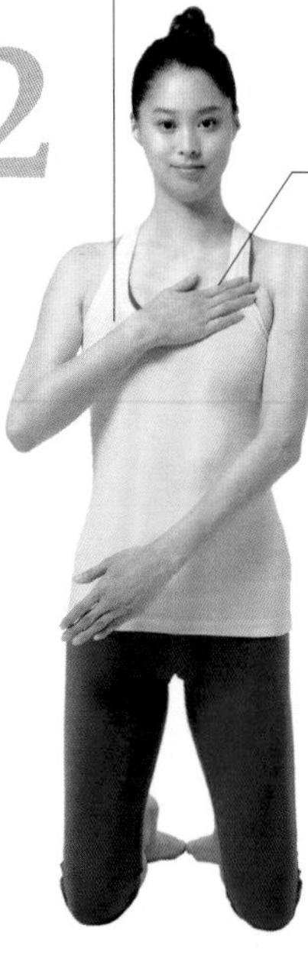

一手置於胸大肌上半段，另外一隻手於身體前方像畫圓似地向上高舉。

4

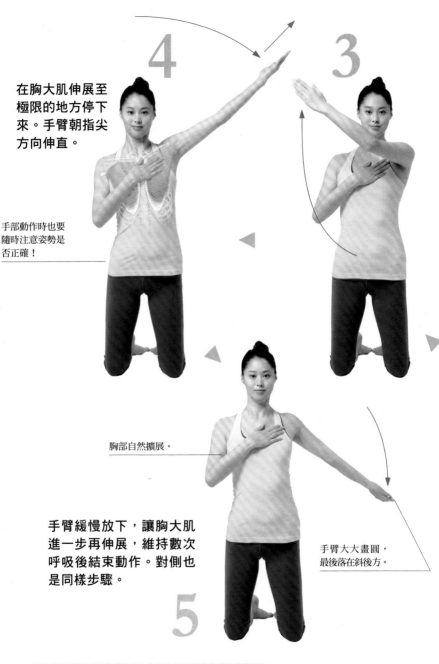

在胸大肌伸展至極限的地方停下來。手臂朝指尖方向伸直。

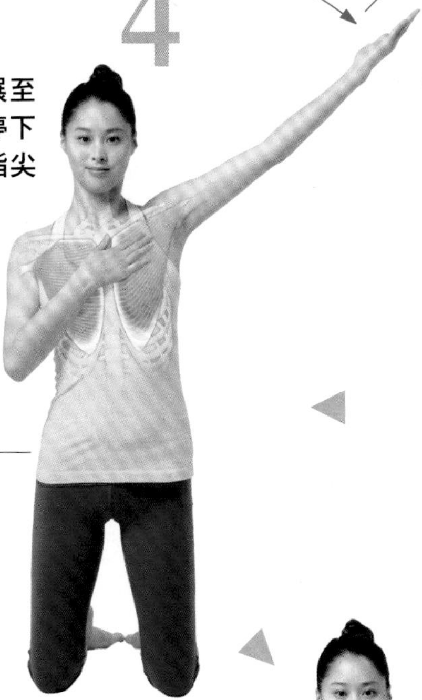

手部動作時也要隨時注意姿勢是否正確！

3

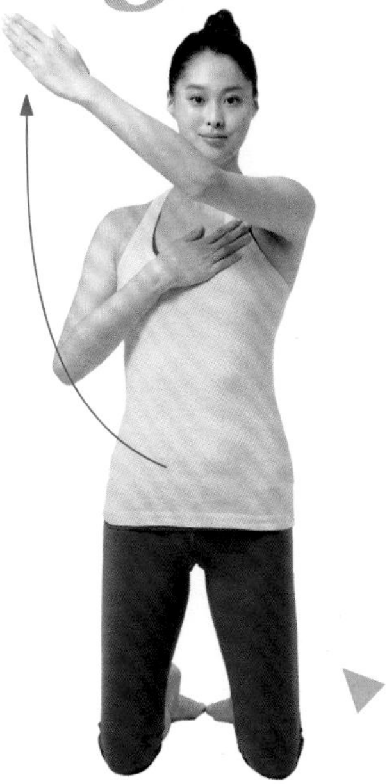

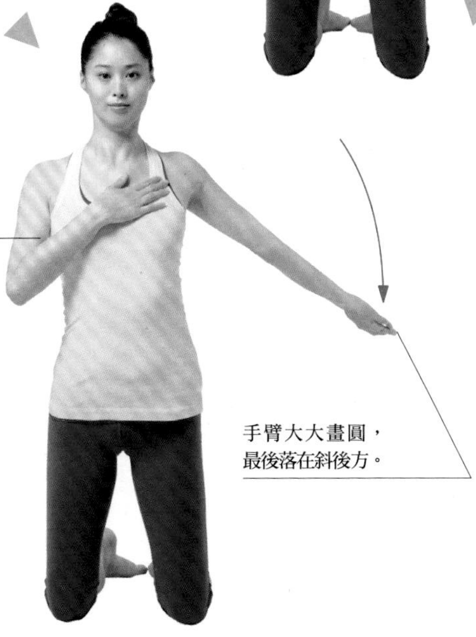

胸部自然擴展。

手臂緩慢放下，讓胸大肌進一步再伸展，維持數次呼吸後結束動作。對側也是同樣步驟。

手臂大大畫圓，最後落在斜後方。

5

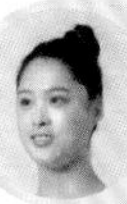

胸大肌放鬆有助肺部擴張，進而更容易將空氣吸入肺部。

免疫力
下降的原因
2

暴飲暴食傷害身體

隨時都能吃自己想吃的食物，好幸福。但這樣的快樂容易造成內臟極大負擔……！

暴飲暴食造成內臟功能低下？

「暴飲暴食」給人飲食不知節制且「吃到全飽狀態」的印象，但這裡的暴飲暴食是指「每天攝取的飲食超過身體所需的分量」。也就是早中晚三餐，再加上點心和宵夜、下酒菜，並非「肚子餓」才吃，而是為了「滿足」而吃。吃飽的確是一件很幸福的事，但持續過度使用消化器官，恐連帶造成心臟和肺臟的負擔，進而使全身疲憊無力。

另一方面，注意用餐時間不要太晚。在原本應該是休息時間的夜半過度使用消化器官，容易造成身體僵硬而難以緩解身體不適症狀，這當然也會影響免疫力。

因此，在現今社會裡，生病時不再只是「攝取足夠營養就會恢復精神」，而是「如何排泄掉身體不需要的廢物並減輕負擔」。

背部僵硬、疼痛

肩胛骨下角連線上的脊椎骨是胸椎第八節。這個部位突出且左側肌肉僵硬的人，多半因為暴飲暴食造成腸胃疲勞。而右側肌肉僵硬的人，則多半因為平時習慣性吃太多而造成肝臟負擔過重。

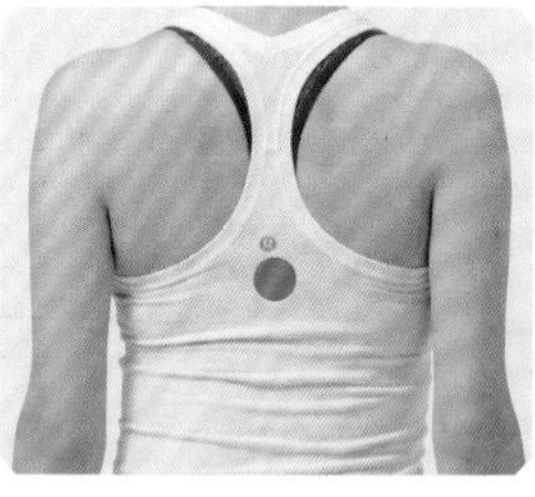

你的腸胃功能正常嗎？

進行綜合體操（P124）之前，先檢測自己是否有暴飲暴食的問題。

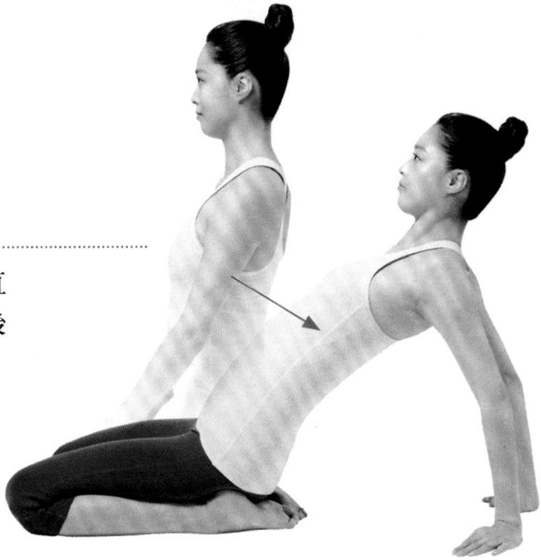

操作方法

先採取跪坐姿勢，伸直背脊。慢慢將身體向後方傾倒。

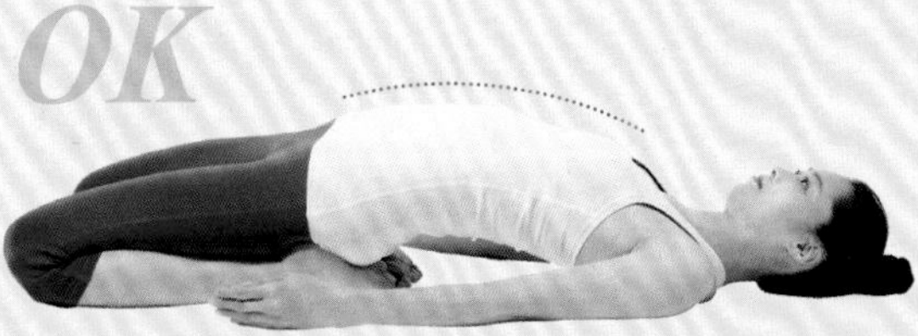

做得到

腰部形成小小的弓形弧度，感覺到力量集中在背部某個定點。

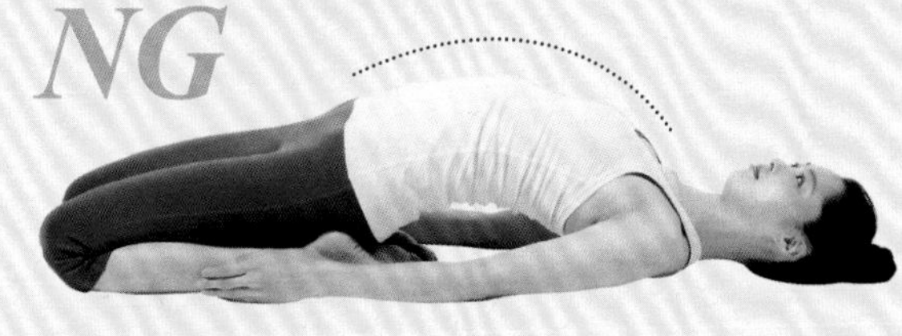

做不到或有點困難

胸椎第八節沒有彈性，因周圍肌肉僵硬而形成極度反折的形狀。由於身體沒有用力，腰部無法形成弓形，也可能整個背部貼於地面上。

C字形體操

無法順利做到P45的動作時，請優先放鬆僵硬的身體。先操作C字形體操放鬆全身後再接著進行綜合體操（P124）。

放鬆肋骨和脊椎骨！

也能有效緩解這些症狀

異位性皮膚炎　氣喘　手臂疲勞　肩膀僵硬　焦慮浮躁
便祕　睡眠障礙　肋間神經痛　單側腰部疼痛

1

仰躺在地並伸直雙腳，雙手交握於腹部上。

用另外一隻手抓握伸展側的手腕。

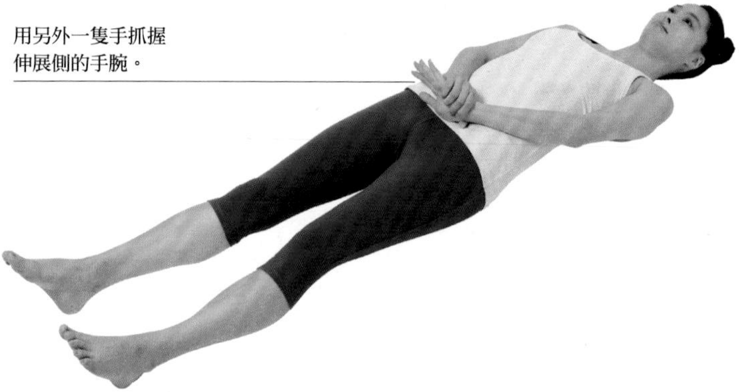

2

雙臂提舉至頭頂上方，利用手臂重量拉提肋骨。

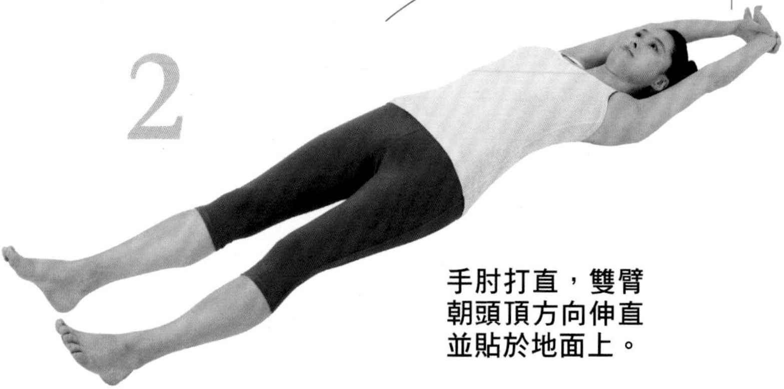

手肘打直，雙臂朝頭頂方向伸直並貼於地面上。

3 腳趾交疊在一起並往足跟方向伸展。雙手交握朝頭頂上方伸直。

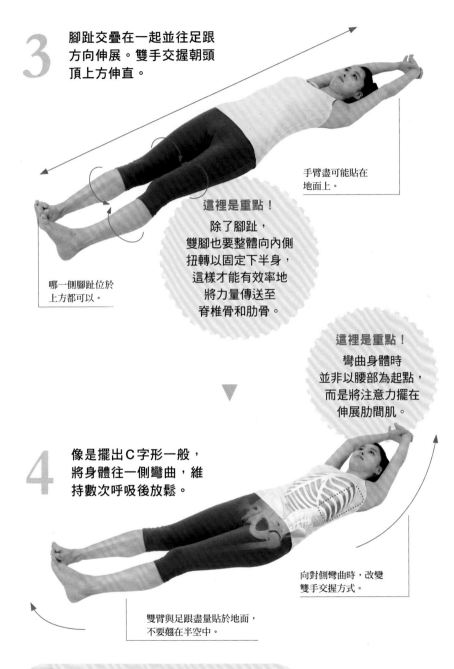

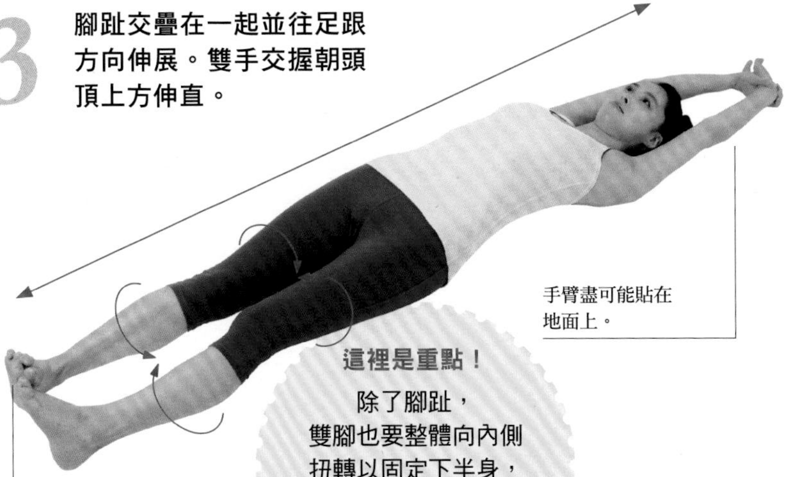

手臂盡可能貼在地面上。

哪一側腳趾位於上方都可以。

這裡是重點！

除了腳趾，
雙腳也要整體向內側
扭轉以固定下半身，
這樣才能有效率地
將力量傳送至
脊椎骨和肋骨。

▼

這裡是重點！

彎曲身體時
並非以腰部為起點，
而是將注意力擺在
伸展肋間肌。

4 像是擺出C字形一般，將身體往一側彎曲，維持數次呼吸後放鬆。

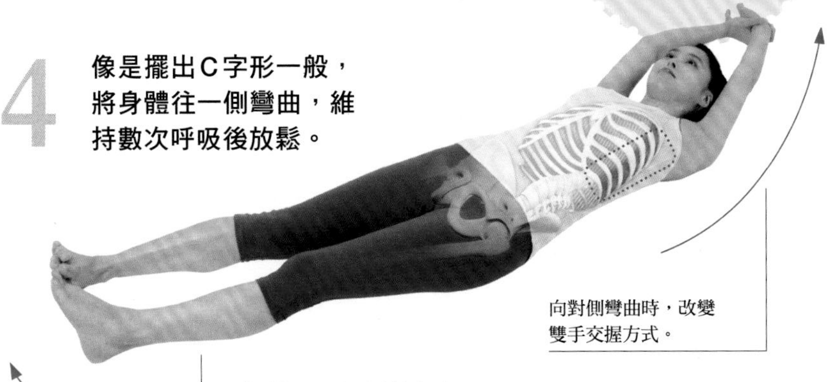

向對側彎曲時，改變雙手交握方式。

雙臂與足跟盡量貼於地面，不要翹在半空中。

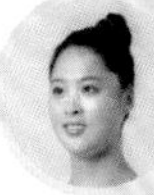

多重複幾次向左向右彎曲身體的體操，
左右兩側的差異就會逐漸消失。

免疫力
下降的原因
3

壓力導致功能停滯

壓力引起身體出現不適症狀之前，腹部上半段會逐漸變硬。而從僵硬中也能一探產生不適症狀的部位。

壓力促使產生肝火球

受到強烈衝擊或壓力時，大家往往因為胃部附近收縮而變成上半身稍微向前彎曲的姿勢。相信大家一定也曾經因為壓力罩頂而呈現垂頭喪氣、雙肩下垂的姿勢。精神受到打擊時，身體跟著產生變化。而最先形成的是「肝火球」，也就是左側肋骨下方（感情壓抑點）會變僵硬。

只要壓力一解除，肝火球隨之迅速消失，但放任壓力不管，僵硬部位會逐漸往右側肋骨下方（痾症活點）移動。這就是慢性壓力造成腸胃和肝臟不適的原因。

腸胃和肝臟不舒服，身體自然變成前彎姿勢，而前彎姿勢還會進一步壓迫淋巴液通路的肋間和肺臟（請參閱P38）。

壓力是萬病的根源

除了腸胃之外，壓力還會造成各種身體不適症狀。例如氣喘、高血壓、心律不整、頻尿、腹瀉、便祕、生理期不順、生殖器官問題、頭痛、肩膀僵硬、腰痛等等……可說是萬病的根源。接下來讓我們一起尋找有效的解決方法。

與肝臟、腸子息息相關

痢症活點位於肝臟上方，而肝臟同時也是容易受到壓力和其他內臟波及的臟器。代謝功能和解毒功能一旦下降，容易產生體重減輕且體力變差、無法順利排泄酒精和藥物等種種問題。

腸子對高度緊張和壓力也十分敏感，這時候的持續腹瀉是身體試圖減輕負擔的一種反應。

我們平時也常使用一些與腸子有關的成語，像是「肝腸寸斷」、「斷腸之痛」等等。這代表人們自古就知道腸子是容易受到精神方面影響的臟器。

精神層面、心理層面承受負荷時，這個部位會硬得像顆球。

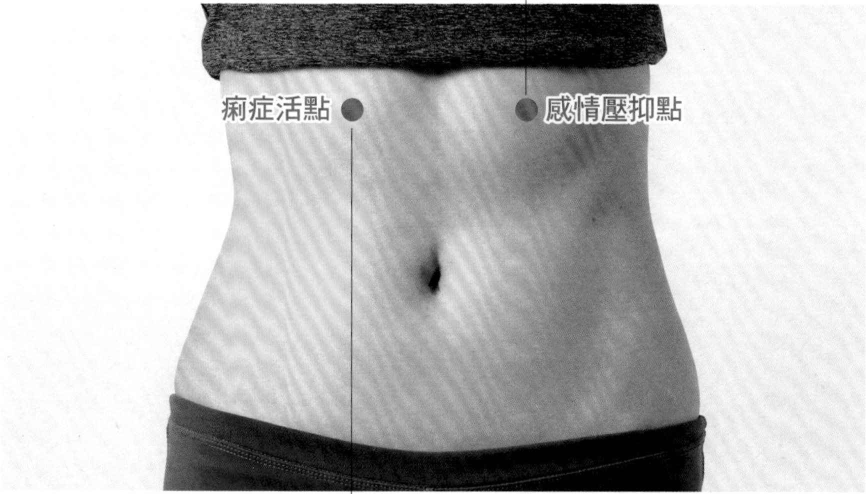

慢性壓力、腸胃或肝臟不順、傳染病、中毒時會變硬。

隔著一件薄襯衫比較容易觸摸得到。如同感受位於脂肪下方的肌肉，或是尋找隱藏米粒的感覺，用食指、中指、無名指指腹慢慢觸摸。

八字形肋骨上提體操

提起因精神負擔或氣候影響而下垂的呼吸器官。打造能夠承受巨大壓力的身體，藉此維持心靈上的安定。

從壓力中解脫

也能有效緩解這些症狀

慢性壓力　急性壓力　腸胃不適　噁心
心悸　呼吸急促　胸悶不適　口臭

1

採取立膝跪地姿勢，上半身稍微前傾，將手指置於季肋區。

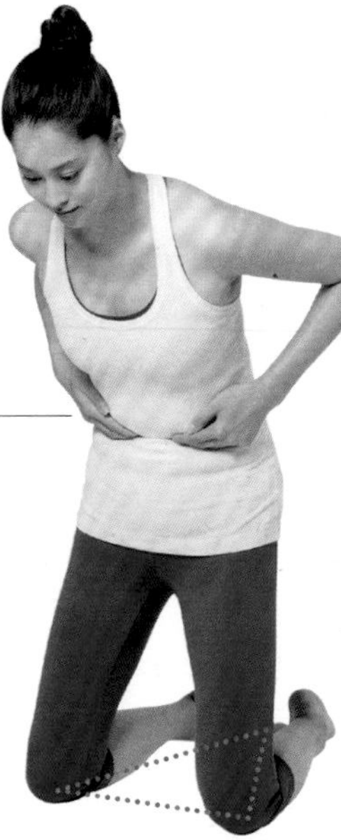

指尖輕輕往上提起的程度就好。

雙膝與足部形成三角形，身體會比較穩定。

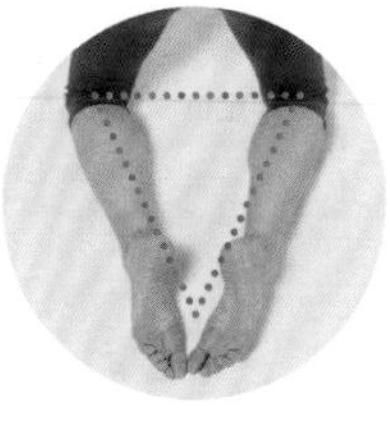

2 ▶

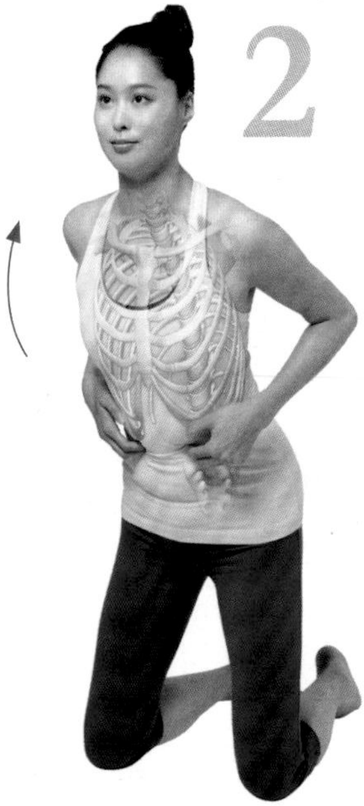

慢慢抬起上半身，維持數次呼吸。重複整個流程數次。

溫浴（部分浴）

共通點

- 溫度不要超過45°C，以能夠接受的熱度為基準（※小心不要燙傷）
- 4～6分鐘→若沒出汗，延長2分鐘
  →浸泡部位若沒有泛紅，延長2分鐘

手肘浴

取一個口徑較大的桶子裝滿熱水，將兩側手肘至指尖部位浸泡於熱水中。

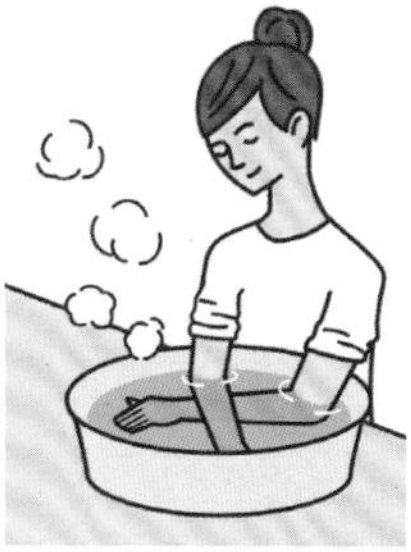

緩解這些症狀！

肺炎
咳嗽
支氣管不舒服
肋間神經痛
落枕
胸痛
手腳冰涼

腰部浴

將肚臍以下的下半身浸泡在浴缸熱水裡。

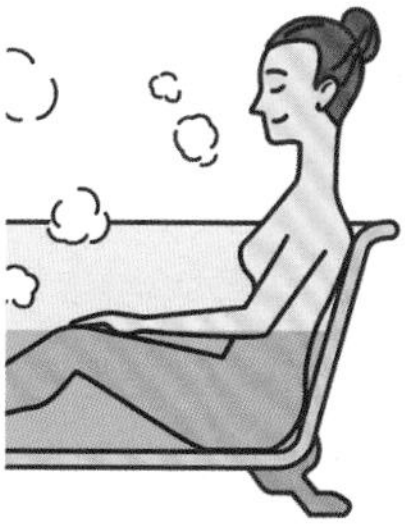

緩解這些症狀！

原因不明的腰部以下疾病
加速術後康復過程

腳浴

在浴缸或水桶裡裝熱水，膝蓋中央以下部位全浸泡在熱水中。

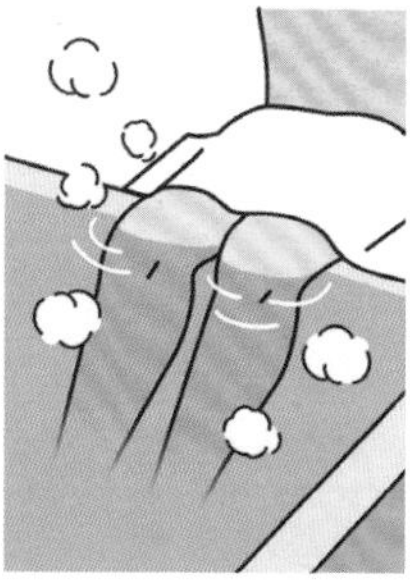

緩解這些症狀！

消化不良
胃部沉重感
腹瀉
消化器官功能紊亂造成的感冒

足浴

取一個口徑較大的桶子裝滿熱水，將足踝中間以下浸泡在熱水中。

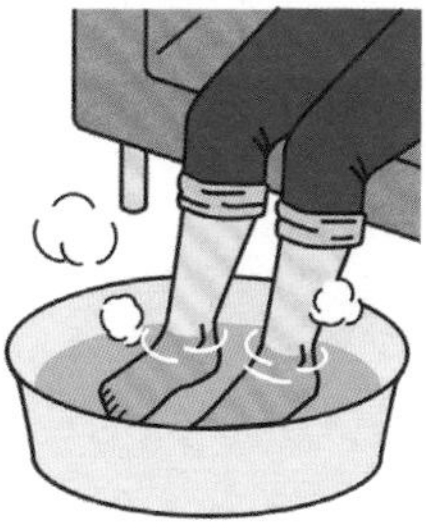

緩解這些症狀！

婦科毛病
腎臟系統不適症狀
手腳冰涼
疲勞
喉嚨痛
頭部緊繃

免疫力
下降的原因
4

過度清潔其實也會造成免疫力下降

抗菌、殺菌、除菌、滅菌。為了杜絕傳染病，過度重視清潔的社會反而會加速免疫力下降。

人類體內有許多細菌和平共存

住在漏雨、滲風、發霉的老式建築物中；撿起掉在地上的糖果，拍拍灰塵後繼續吃，這些都是過去常見的生活形態。現今的居住環境講究衛生，杜絕細菌侵門踏戶的產品更是琳瑯滿目。注重衛生固然重要，但過度清潔又會如何呢？

人類體內其實住著各式各樣的細菌，除非某些特定情況，否則絕大多數的細菌並不會為非作歹。像是居住在腸道裡的乳酸菌和大腸桿菌等，他們可以幫助消化並驅除壞菌。這些細菌並非打從出生那一刻起就存在人類體內，而是成長過程中獲得的好菌。也就是說，從某個層面來說，「人類因細菌的存在而變強大」。免疫力也是同樣道理。透過接觸病原體，人體才能獲得更強大的免疫力（後天性免疫）。

超級免疫力

針對某些特定傳染病，有些人體內可以製造出平常人十倍以上的抗體。雖然形成原因不明，但不變的是免疫力是對抗病原體的最佳武器。這有助於讓我們更加活化免疫力。

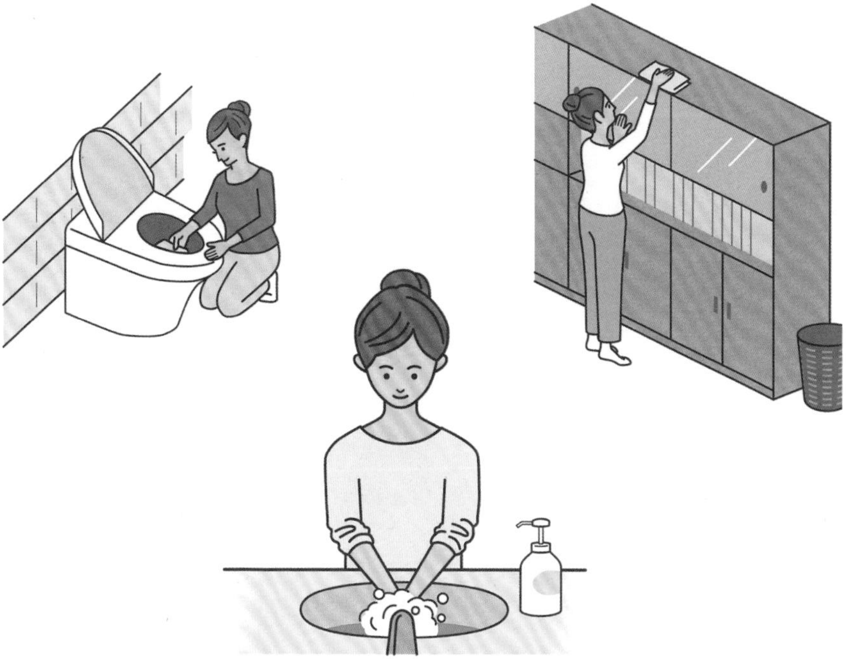

追求乾淨的同時，對細菌和病毒的抵抗力也跟著變弱。如同小說《世界大戰》（赫伯特・喬治・威爾斯）中所說的火星人遭地球細菌打敗，若我們過度追求乾淨，或許也會與火星人面臨相同的結果。

後天性免疫

後天性免疫是指經由接觸特定病原體後，產生具識別性且針對特定病原體的武器（抗體）。就算日後再次遭到相同病原體感染，也因為有了抗體保護而比較不容易演變成重症，可能是輕症，甚至無症狀收場。透過平時多接觸各種細菌，體內能製造多樣抗體。比如小嬰兒喜歡將玩具等塞入口中，其實也是為了接觸多樣細菌以提升免疫力。出於本能知道這是讓自己變強大的方法。

然而現今社會過度注重清潔，反而失去接觸病原體的機會。年紀增長卻沒有獲得足夠種類的抗體且免疫力逐漸衰退。也難怪在緊急情況下，免疫力完全無法發揮作用。

身體改變後，病症自然痊癒

疾病使身體產生巨大變化。為了完全康復，必須讓身體的狀態變得更好。

戰勝疾病和不適症狀的人變得更加強大

在一生當中，我們的身體會克服數次巨大變化。像是小嬰兒體內來自母體的抗體消失，開始陸續產生自身免疫力、從幼童轉變成兒童、從兒童轉變成青少年、其次是成人、老人……隨著年齡轉變而逐漸成長，並且獲得適應環境的新能力。疾病和不適症狀都會使身體產生變化，好比骨折痊癒後，骨骼變得更強壯；感染流行性感冒等，身體於痊癒後學會如何面對疾病，並且獲得免疫力讓身體更強壯。

不適症狀中的發燒是為了驅趕病原體並修正身體異常。而咳嗽和打噴嚏的目的則是放鬆緊繃的呼吸器官使其恢復正常。這一切都是為了改變身體狀態。發生於季節交替的感冒，同樣是為了讓身體有所改變，得以舒適地度過新的季節。

何謂整復治療

這是一種利用身體的感受性，使人體恢復至原有狀態的治療手法。受傷或生病時，協助加速治癒能力的運作，讓身體盡快恢復原狀，而關鍵在於身體所具備的復原能力。

打造產生變化的身體！

有人說「我從來沒有生病過」。那或許只是因為疲勞蓄積，導致身體感受性變遲鈍。這樣的人如果生病了，可能不會發燒，身體也可能不知道應該如何反應。結果導致咳嗽等症狀延宕許久，甚至有人因此惡化成重症。

為了避免這種情況發生，也為了克服各種疾病，最好的方法是配合季節和狀況，利用生病的機會打造能夠順勢產生變化的身體、能夠靈活應付各種環境的身體。

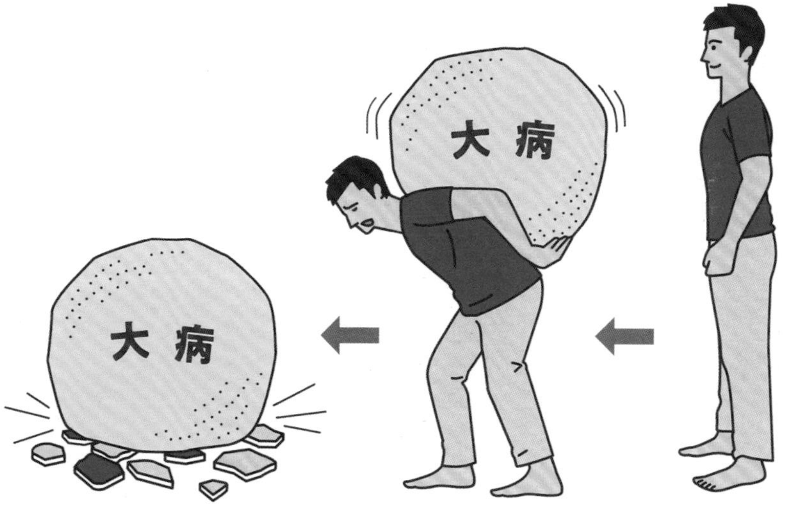

成功克服疾病的身體，必須同時具備能即時處理不適症狀的靈活度，以及足以改變身體的體力。

COLUMN 2

從白血病中死裡逃生的力量

我女兒就讀大學的時候，她的好友Ａ罹患白血病。由於病情進展快速，無論前往哪家醫院就診，都被宣告只剩下一年可活。基於抓住最後一根救命稻草的心態，他們前來找我。一般來說，除了定期回診外，我還會指導患者每次回診之前居家操作的調整身體體操，然而患者家中的經濟問題和路途實在過於遙遠，我僅傳授一次自我調整身體的體操，並且叮嚀他務必認真操作脊椎骨體操（請參閱P122）。透過刺激每一塊脊椎骨，靠自己的力量喚醒沉睡於體內的恢復力。

數個月後，我接到來自Ａ的聯絡，他告訴我：「癌症消失了，經檢查後體內再也找不到細胞。」

毫無疑問地，面臨死亡威脅的Ａ，以拚了命的決心與力量最終擊垮了白血病這道堅固的高牆。

第 3 章

以免疫力為主軸，檢查身體不適症狀

檢查季肋區和側腹部

從季肋區能夠查知身心緊繃狀態；從側腹部能夠得知體力多寡和內臟健康程度。

檢查有無縫隙或左右差異

肺部下降造成季肋區沒有多餘的縫隙，手指無法深入縫隙中。而側腹部進一步變狹窄時，內臟因此疲憊。從左右側的差異可以大致推測出妨礙免疫力運作的部位。

POINT!

溫柔觸摸

放鬆腹部力量，用整個手指指腹以滑動方式觸摸。像是肋骨邊緣有溝槽般，手指順利通過就算正常。感覺左右側的溫度、軟硬度是否有差異，以及是否有適度彈性。

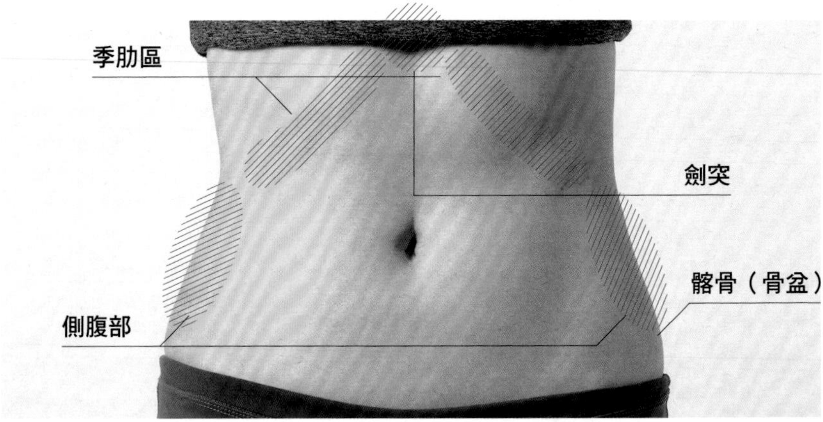

季肋區

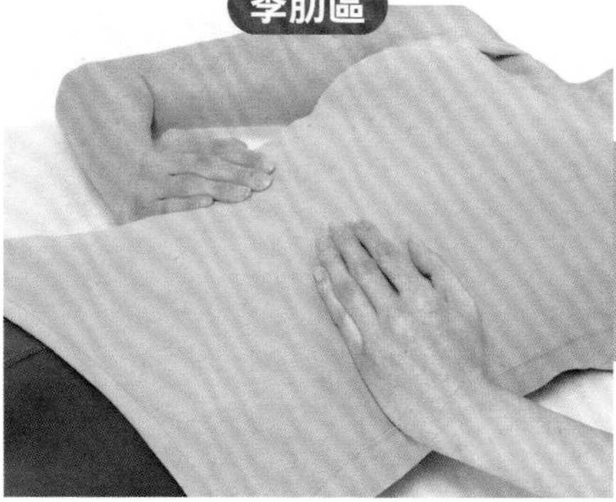

觸摸方式

- 仰躺在地，以食指、中指、無名指的指腹觸摸。
- 摸不到胸窩附近的劍突。
- 放鬆狀態下，手指深入縫隙中的程度為何。
- 比較左右側的軟硬度、溫度和手指深入程度。

手指能夠順利深入左右側季肋區 ▶正常。

左側手指不容易通過 ▶暫時性壓力、吃太多等。

右側手指不容易通過 ▶慢性壓力、消化器官疲累、攝取過多營養保健食品等。

疼痛、覺得不舒服 ▶過敏狀態。

側腹部

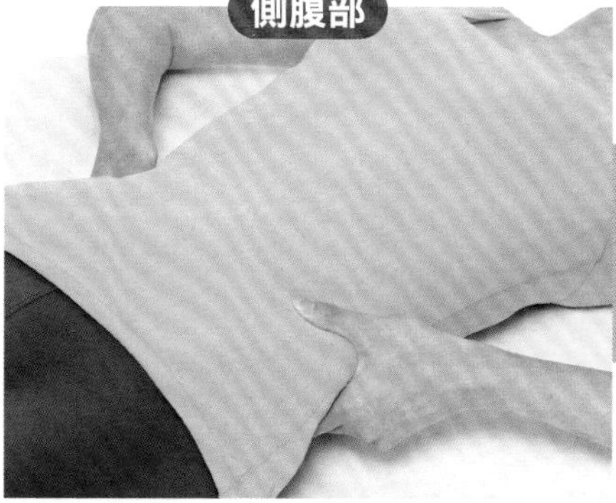

觸摸方式

- 以有點痛卻很舒服的力道捏掐側腹部。
- 確認軟硬度、厚度、幾根手指的縫隙。

柔軟且單薄 ▶正常。

有三根手指以上的縫隙 ▶正常。

縫隙狹窄 ▶狹窄側的肺部下降。

左側較硬（痛）▶腎臟系統承受較大負擔。

右側較硬（痛）▶神經系統承受較大負擔。

檢查自己的身體！
2

兩處丹田和腹部四個角落的調律點

身體所有異常都會出現在腹部。其中必須多加確認丹田和四個角落的調律點。

上「虛」下「實」

人體有三丹田，請特別確認上丹田和下丹田的所在位置。上丹田維持在適度放鬆且輕柔的狀態。下丹田的最佳狀態則是保持良好彈性，以利深呼吸的進行。只要上丹田和下丹田都處於這種狀態，即便患有疾病也能因為具備十足的恢復力而促使病程更加順暢。

另一方面，身體上部紮實有力，身體下部癱軟無力的情況，代表全身沒有體力，生病後的痊癒時間往往比較長。

在腹部沿著大腸走行共有十二個調律點，從痢症活點開始，順時針輕輕觸摸。尤其不可以忽略位於四個角落的調律點，務必確認這些調律點的硬度、有無力量和張力、溫度、與周圍的差異等等。

POINT!

各點是否位於固定位置上

當身體出現不適症狀，十二個調律點會偏離固定位置。

平時像是檢查脂肪下的肌肉，經常輕柔觸摸這些調律點，一旦身體出現不適症狀，便能立即感受到不同於往常的差異。

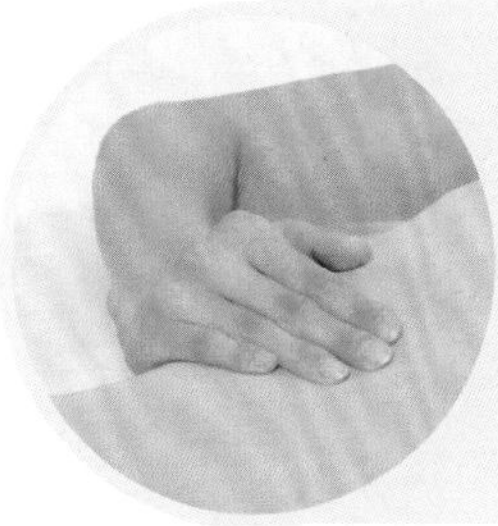

檢查丹田與四個角落的調律點

各點觸摸方式

將食指、中指、無名指靠攏在一起，以三指指腹部位輕柔觸摸。感覺溫度差異、軟硬度、有無疼痛感、敏感度，以及不同於周圍的差異。

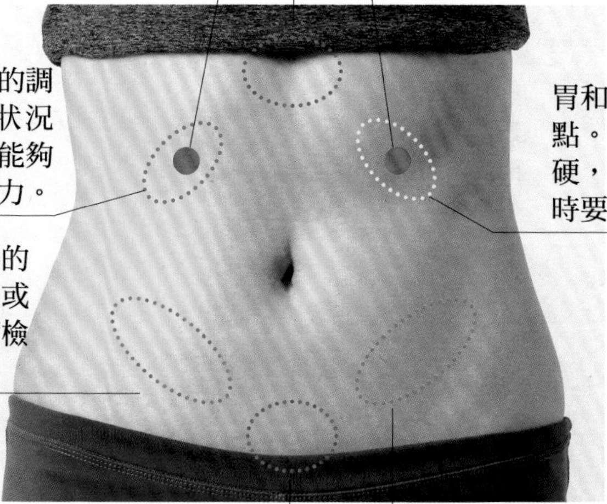
上丹田
理想狀態為帶點濕氣且柔軟。
痫症活點
慢性壓力或中毒時會變僵硬。
感情壓抑點
壓力和激烈情緒等造成心理負擔時會變僵硬。
十二指腸和肝臟的調律點。在緊急狀況時，這兩個部位能夠發揮潛藏的恢復力。
胃和腎臟的調律點。當三號變僵硬，四號變無力時要特別留意。
銜接小腸至大腸的調律點。生理痛或盲腸痛時要確實檢查這個部位。
下丹田
理想狀態是溫暖且有彈性。
位於大腸出口附近，是尿液、糞便、生理等的調律點。

檢查自己的身體！
3

肚臍十字

觸摸完丹田和腹部十二調律點後，
接著檢查靠近核心的肚臍四周，便能得知重要臟器的狀態。

依序觸摸整個腹部

前頁中介紹過一部分的「腹部十二調律點」。每個點都是含內臟在內經常出現身體異常的部位，包括P49介紹過的感情壓抑點和痢症活點都是。找到十二調律點後再觸摸肚臍十字。這裡是反應心臟、肺臟、腎臟、肝臟等重要內臟狀態的地方，也就是距離肚臍1～1・5手指寬的地方。請參考左頁照片，以食指、中指、無名指三指指腹輕輕觸摸脂肪下的肌肉。

切記千萬不要將手指插入肚臍眼中。肚臍眼是反應脾臟狀態的重要部位。取出臍石（肚臍內的汙垢）後造成腹痛，正是因為傷到重要部位所致。請務必慎重且小心地對待自己的身體。

POINT!

隔著衣服觸摸

觸摸調律點或臍十字時，建議穿著內衣衫或T恤等材質較薄且光滑的衣服，隔著衣服觸摸比較容易感受得到。採取仰躺姿勢，將衣服拉平後隔著衣服觸摸。若要確認皮膚狀態，則直接於皮膚上進行。

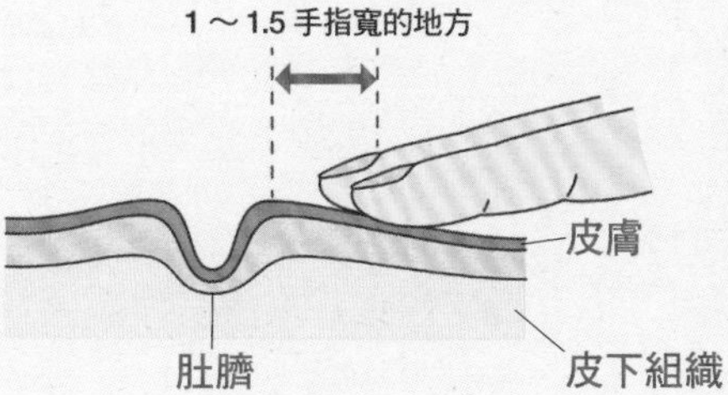
1 ～ 1.5 手指寬的地方
皮膚
肚臍
皮下組織

各點觸摸方式

輕柔地觸摸肚臍邊緣突起部分的外側。
不要用指甲，也不要用力按壓，像是觸摸底下肌肉的感覺。

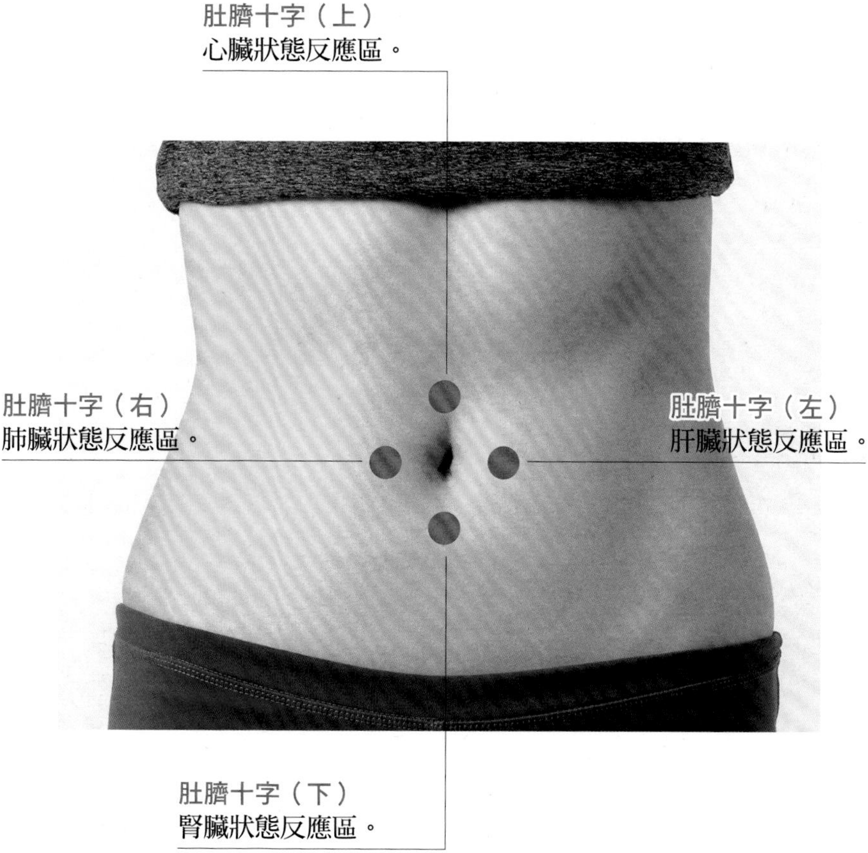
肚臍十字（上）
心臟狀態反應區。
肚臍十字（右）
肺臟狀態反應區。
肚臍十字（左）
肝臟狀態反應區。
肚臍十字（下）
腎臟狀態反應區。

務必使用指腹，像是尋找脂肪下肌肉的感覺加以觸摸。絕對不要將手指插入肚臍眼中。以指腹輕壓方式進行確認，檢查是否有特別僵硬的地方或脈動特別強烈的地方。

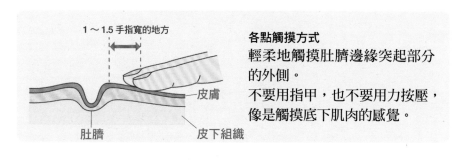

請他人幫忙檢查胸椎！

胸椎第七節至第十節和免疫力息息相關，是識別不適症狀的重要關鍵。

請家人幫忙確認

胸椎是非常重要的檢查重點，由於無法一人單獨操作，因此之前不曾介紹過。但基於這個部分是本書的重要主題，無法略過不提。

請大家找家人或朋友幫忙，讓他們協助檢查自己的胸椎。

POINT!

用雙手輕柔觸摸

檢查胸椎時，最重要的是如左頁照片所示，用雙手手指指腹觸摸。單用指尖的話，接觸面積太小，使用指甲的話，則無法確實感受差異。務必使用整個指腹且緩慢滑動，仔細感受與觀察。

觸摸方式

①受檢者採取俯趴姿勢，雙手自然擺在身體兩側。臉部朝左或朝右都可以，覺得舒服就好。

②檢查者以雙手的食指、中指、無名指指腹慢慢沿著脊椎向下確認。

③接著沿著脊椎反向朝上確認。感覺骨骼突出部位、硬度和溫度等。

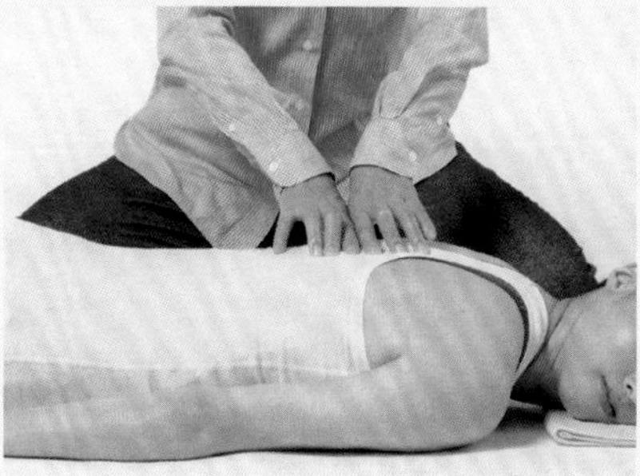

◀受檢者放鬆不要用力。檢查者雙膝張開跪坐於受檢者身邊，膝蓋盡量靠近受檢者。找出頸根部的脊椎，以這裡為起點沿著脊椎往下觸摸。

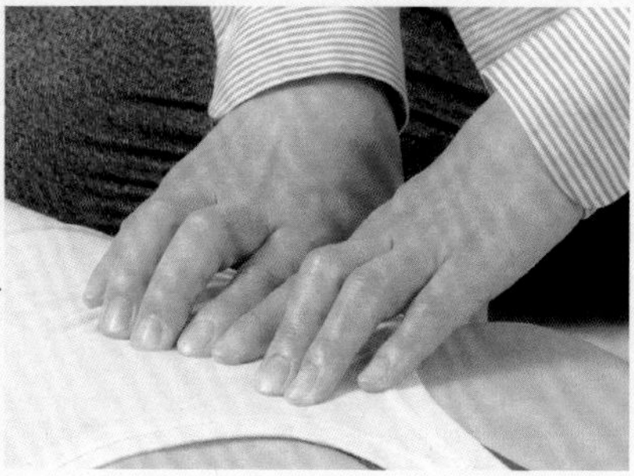

還不太熟悉手法之前，建議用雙手手指一起觸摸檢查。隔著薄T恤等衣服進行觸摸，沿著脊椎慢慢向下。到骨盆處後折返，再沿著脊椎慢慢往上。▶

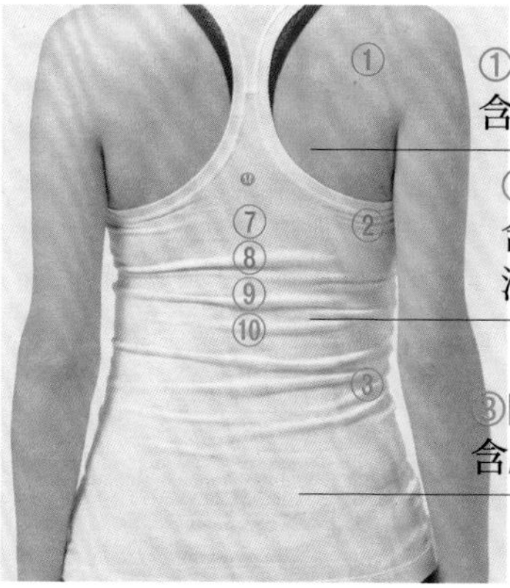

①區（胸椎第一～第四節）
含肺臟、支氣管等呼吸器官、心臟。

②區（胸椎第五～第八節）
含汗水／體溫調節系統、胃／胰臟／脾臟等消化器官、淋巴系統。

③區（胸椎第九～第十二節）
含肝臟、腎臟、小腸、大腸和生殖器官。

※其中⑦⑧⑨⑩和免疫系統有關

免疫力低下會怎麼樣？

一旦免疫力下降，一些平時不構成問題的小事可能變成觸發媒介而招致疾病。

抵抗外敵的能力變差

免疫力下降時，最先遇到的麻煩是容易遭到細菌或病毒等病原體感染。除了外界的病原體，原本共存於我們皮膚或體內的常駐部隊——無害的正常菌群也會因為遭到活化而異常繁殖，進一步成為誘發不適症狀的原因。另一方面，過去染疫痊癒後而潛伏於體內的病原體也會趁著免疫力低下的機會，再次活躍並誘發各種症狀。

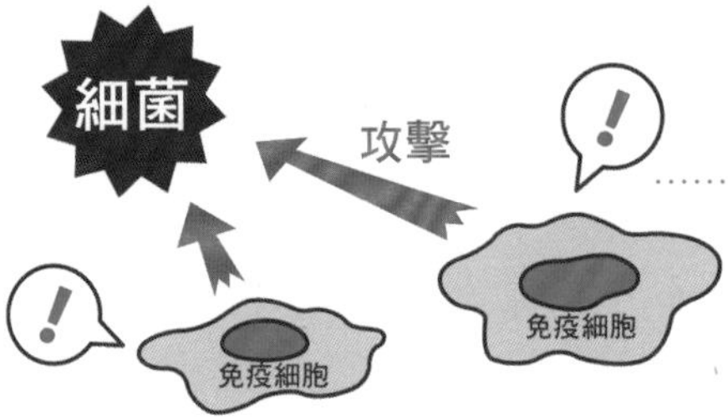

平時……

免疫細胞隨時偵測外敵，一旦發現敵人入侵，立即群起殲滅。

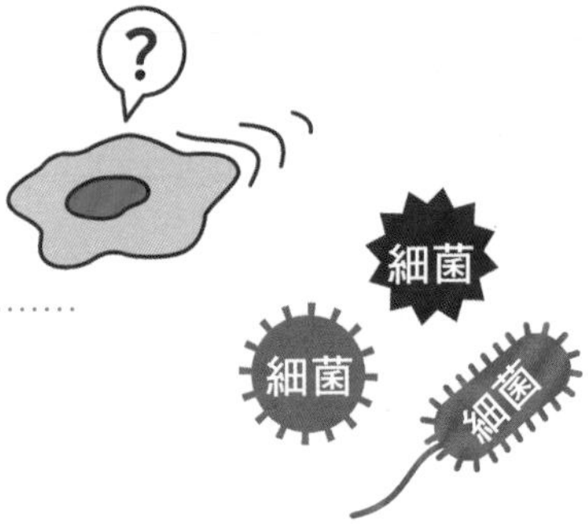

低下時……

外敵輕易入侵，免疫細胞處理不完。

破壞與建設之間失去平衡

免疫力低下會妨礙身體的正常新陳代謝。最具代表性的疾病是癌症。

癌症可能發生在身體任何部位，是一種「在某個契機下，癌細胞異常增生」的疾病。正常來說，細胞的分裂、繁殖次數固定不變，而且免疫系統定期清除受損細胞、虛弱細胞或異常細胞。然而免疫力下降時，不僅無力處理這些問題細胞，異常細胞還會趁機肆無忌憚地大量繁殖，一旦異常細胞超過一定數量，就會被診斷為癌症。

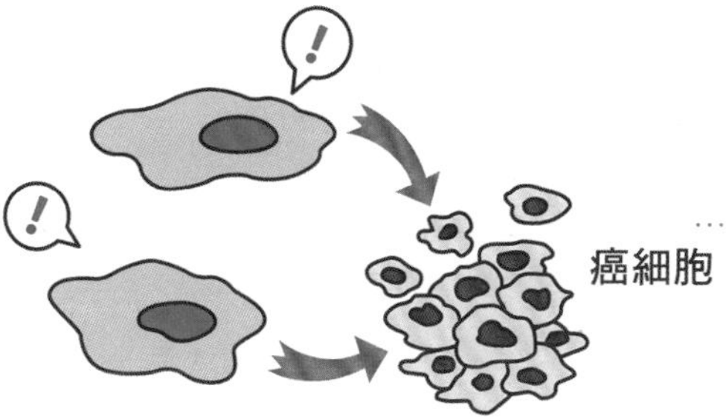

平時……

免疫系統自動排除不需要的老舊廢物，其中也包含自身細胞。隨時進行新陳代謝以維持更新狀態。

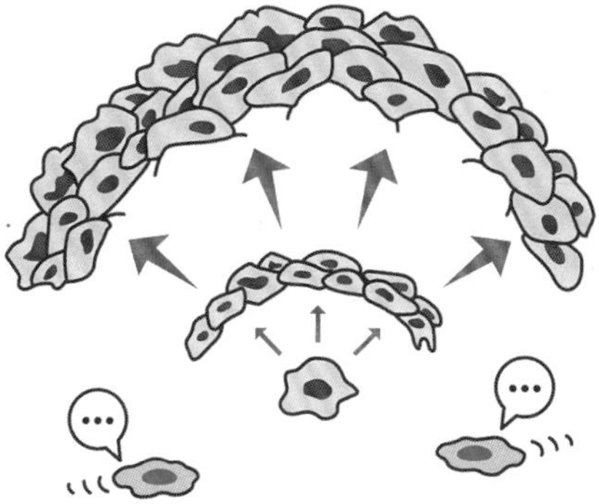

低下時……

原本免疫細胞有足夠能力控制癌細胞增生，但免疫力下降造成免疫細胞無法正常運作，一時之間抑制不了癌細胞的大量繁殖。

免疫力過強會怎麼樣？

免疫力過強不僅容易發生過敏反應，免疫系統也可能反過來攻擊自己，進而影響日常生活。

引起過度反應

免疫系統發揮正常功能的狀態下不會產生任何問題，但有時候可能會對外界刺激產生過度反應。最具代表性的症狀是過敏。

一般而言，過敏症狀多半是輕微咳嗽或打噴嚏，但氣喘發作引起的發紺症狀、花粉熱、被蜜蜂螫時的過敏性休克等，也都是過敏反應。

平時……

通常會經由咳嗽或打噴嚏將異物排出體外。

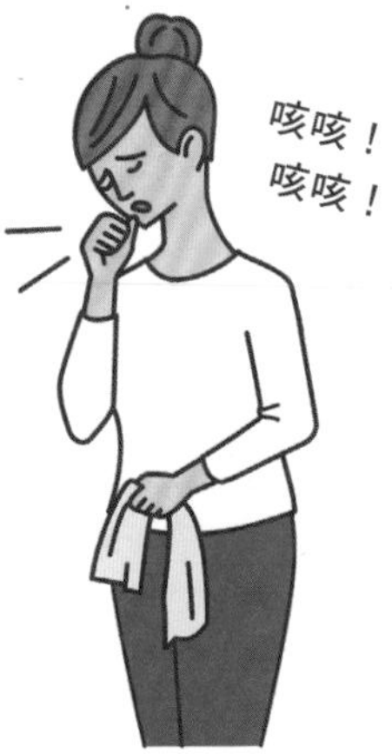

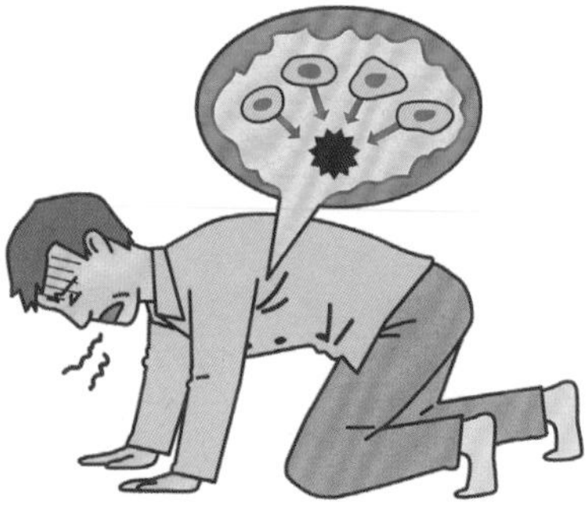

過度反應時……

免疫系統過於強大，促使大量免疫細胞活化而對外界刺激產生過度反應。

破壞自己的身體

免疫系統內建的「消除不需要老舊細胞」調節功能也有失控的時候。不僅破壞健康細胞，甚至進一步加以消滅，這種情況稱為「自體免疫疾病」。

自體免疫疾病包含膠原病、類風濕性關節炎、甲狀腺炎、葛瑞夫茲氏症、紫斑症等。每一種都是免疫細胞攻擊自己的內臟或組織而引起，完全治癒並不容易，多半需要花費很長的時間才得以好轉。

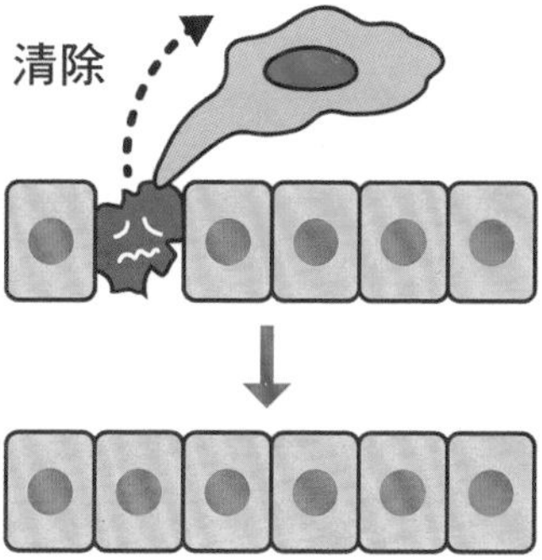

平時……

免疫細胞清除不需要的老舊細胞，讓健康的細胞打造健康的身體。

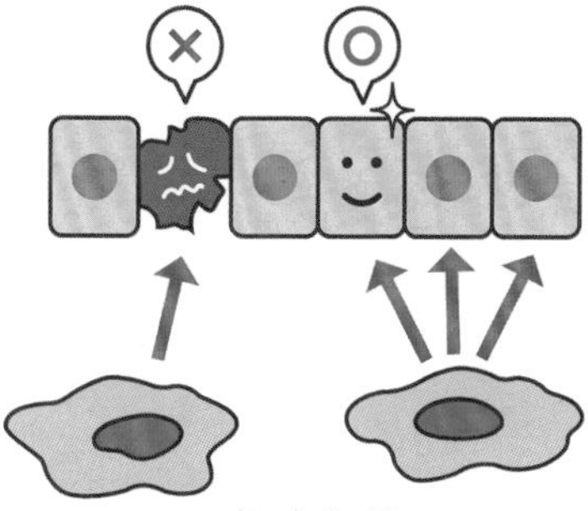

過度反應時……

除了不需要的老舊細胞，就連健康的細胞也受到攻擊。哪個組織或器官受到攻擊取決於疾病種類。

COLUMN

3

發亮的膿液

有一天，診所裡來了一位老婦人。她表示在戰爭期間，因為身邊的炸彈爆裂，數百片碎片瞬間刺進她的身體。雖然立即送醫進行清除碎片的手術，但全數清除實非容易之事。打從那次意外之後，她就經常受身體不適所苦，因此決定前來診所接受診療。

隨著每一次的治療，她的不適症狀明顯減少，身體也慢慢恢復健康狀態。

過了一陣子之後，婦人說「明明沒有受傷，後頸部位卻流出膿液」。發亮的膿液令人感到不可思議，但仔細一瞧，原來膿液裡混有非常微小的玻璃碎片。爆炸後殘留於體內的許多玻璃碎片，於整復治療後慢慢集中於定點上，並且經由膿液方式分成數次排出體外。

從這個範例中可以得知，整復治療促使免疫系統充分運作以排出外界入侵的異物，也讓我們更深入體驗到人體強大的恢復力與奧妙的生命力。

第 4 章

喚醒免疫力！

什麼是「免疫」？

免疫系統由多種免疫細胞組成，彼此分工合作，共同由內保護人體免受外界異物攻擊。

維持身體正常狀態

我們的身體具備一套名為免疫的防衛機制。接下來，讓我們先從西方醫學觀點來了解何謂免疫。

免疫系統是保護身體免受外敵入侵的防衛機制，是保養維護身體的維修人員。

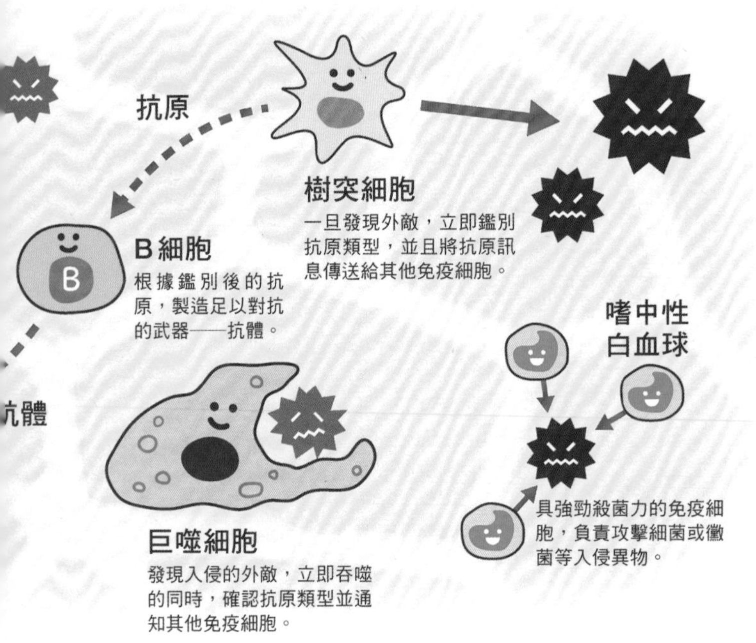
抗原
樹突細胞
一旦發現外敵，立即鑑別抗原類型，並且將抗原訊息傳送給其他免疫細胞。
B細胞
B
根據鑑別後的抗原，製造足以對抗的武器——抗體。
抗體
嗜中性白血球
具強勁殺菌力的免疫細胞，負責攻擊細菌或黴菌等入侵異物。
巨噬細胞
發現入侵的外敵，立即吞噬的同時，確認抗原類型並通知其他免疫細胞。

免疫系統的主要戰力是白血球，由巨噬細胞、同樣由單核球變身而來的樹突細胞、淋巴球的T細胞、B細胞和NK細胞（自然殺手細胞）等多種細胞構成。有些細胞一發現外敵，立即採取攻擊以逼退外敵、有些細胞則負責將入侵體內的外敵特徵（抗原）昭告同伴，並且根據抗原製造武器（抗體），然後再透過抗體攻擊外敵，彼此各司其職的同時，整個團隊分工合作。

另一方面，透過清除受損細胞和死亡細胞，讓體內隨時進行更新以保持在最佳正常狀態。

免疫細胞是非常重要的防衛系統，維持身體可以處於正常活動（恆定性＝homeostasis）的狀態。

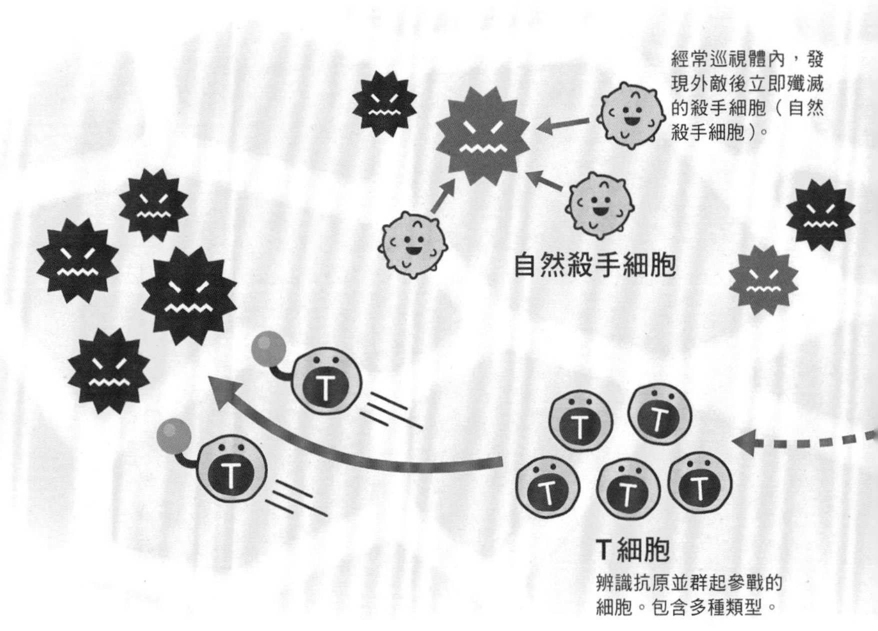
經常巡視體內，發現外敵後立即殲滅的殺手細胞（自然殺手細胞）。
自然殺手細胞
T
T細胞
辨識抗原並群起參戰的細胞。包含多種類型。

免疫系統由多種細胞組成，打團體戰也打個人戰。
經由這些防衛方式以維持身體正常運作。

免疫系統
相關的器官、組織

免疫系統存在於全身。廣義來說，位於骨髓中的幹細胞分化生成免疫細胞，免疫細胞經由脾臟和淋巴結等進入淋巴管，再透過血管深入更多細小的周邊組織並循環於全身各個角落。

免疫細胞繞行於體內時，一旦發現細菌或病毒入侵，就會迅速採取行動並攻擊病原體。另一方面，隨時偵測有無受損細胞或異常細胞（癌細胞等），同樣於發現後立即處理以維持正常的身體狀態。

這些運作並非單一種組織或器官能夠獨立完成，另外也與循環器官的心臟有密不可分的關係（請參閱P76）。另外，具備貯存血小板、破壞老舊紅血球、儲存各類淋巴球功能的脾臟也是免疫系統中不可或缺的重要臟器。除了這些已知的醫學見解外，我們認為還有多種臟器也與免疫系統息息相關。接下來將於P80中為大家解說腎臟與肺臟。

免疫系統相關的器官、組織

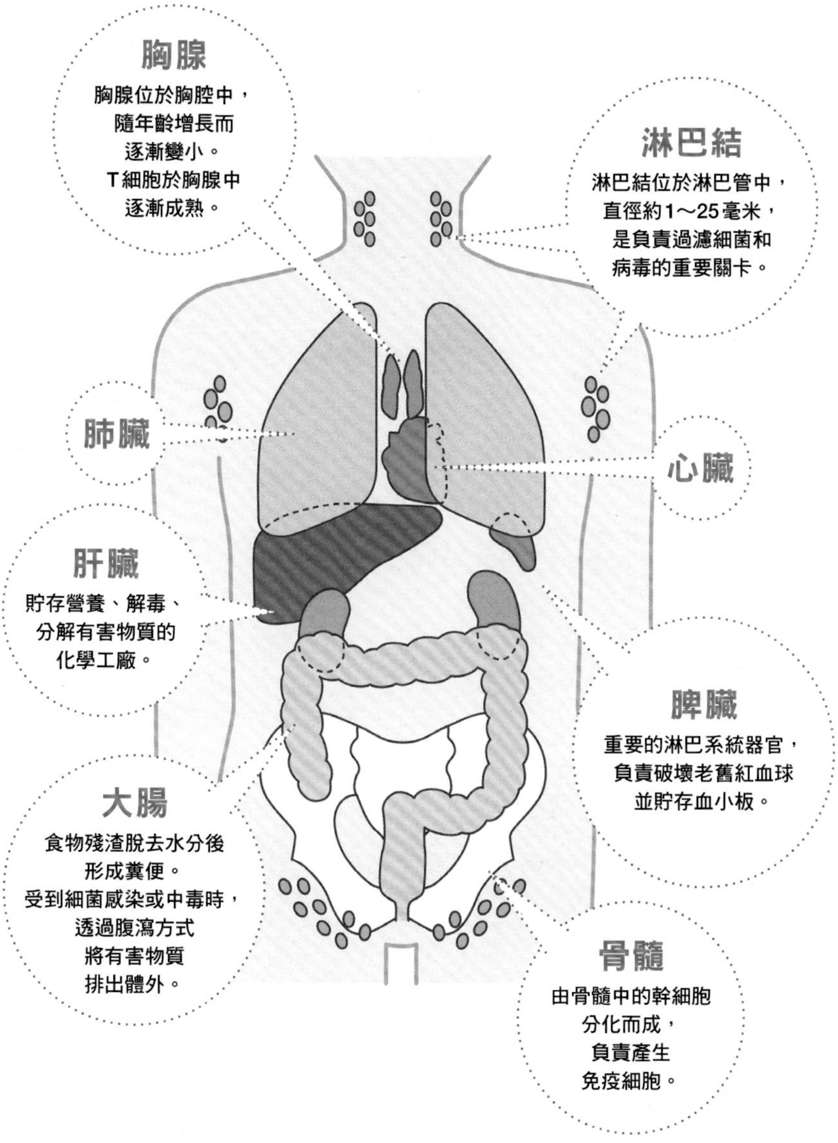
胸腺
胸腺位於胸腔中，
隨年齡增長而
逐漸變小。
T細胞於胸腺中
逐漸成熟。
淋巴結
淋巴結位於淋巴管中，
直徑約1～25毫米，
是負責過濾細菌和
病毒的重要關卡。
肺臟
心臟
肝臟
貯存營養、解毒、
分解有害物質的
化學工廠。
脾臟
重要的淋巴系統器官，
負責破壞老舊紅血球
並貯存血小板。
大腸
食物殘渣脫去水分後
形成糞便。
受到細菌感染或中毒時，
透過腹瀉方式
將有害物質
排出體外。
骨髓
由骨髓中的幹細胞
分化而成，
負責產生
免疫細胞。

為了保持身體正常運轉，單靠免疫細胞是不夠的，還必須仰賴其他內臟和器官共同維護身體健康。

喚醒免疫力需要

1 淋巴系統

就西方醫學觀點來說，免疫力的關鍵在淋巴系統。一旦淋巴系統出問題，對病原體的抵抗力會產生極大落差。

流遍全身所有細胞之間

廣義來說，淋巴系統由淋巴管、淋巴結和流動於其中的淋巴液構成。淋巴管繞行全身，而淋巴結多位於淋巴管匯集部位，直徑約為1～25毫米。

淋巴液的主要成分是血液中的血漿，從心臟出發流向全身，甚至可以自由進出微血管，遍布於細胞與細胞間的空隙。淋巴液在流動過程中順便帶走細胞的老舊廢物和入侵體內的細菌，然後再經由淋巴管運送至淋巴結。

淋巴結裡有大量淋巴球（T細胞等）和巨噬細胞聚集，負責偵測並清除細小病原體。清理乾淨後的淋巴液再次回流至靜脈血中。

＼ 西方醫學觀點 ／

淋巴系統的檢測數值

治療癌症等免疫系統疾病時，最不可或缺的是淋巴系統的檢測數值。構成白血球的嗜中性白血球、嗜酸性白血球、淋巴球等都各自有一定的正常數值。醫生會根據數值決定階段性的治療方式。

繞行全身的淋巴管

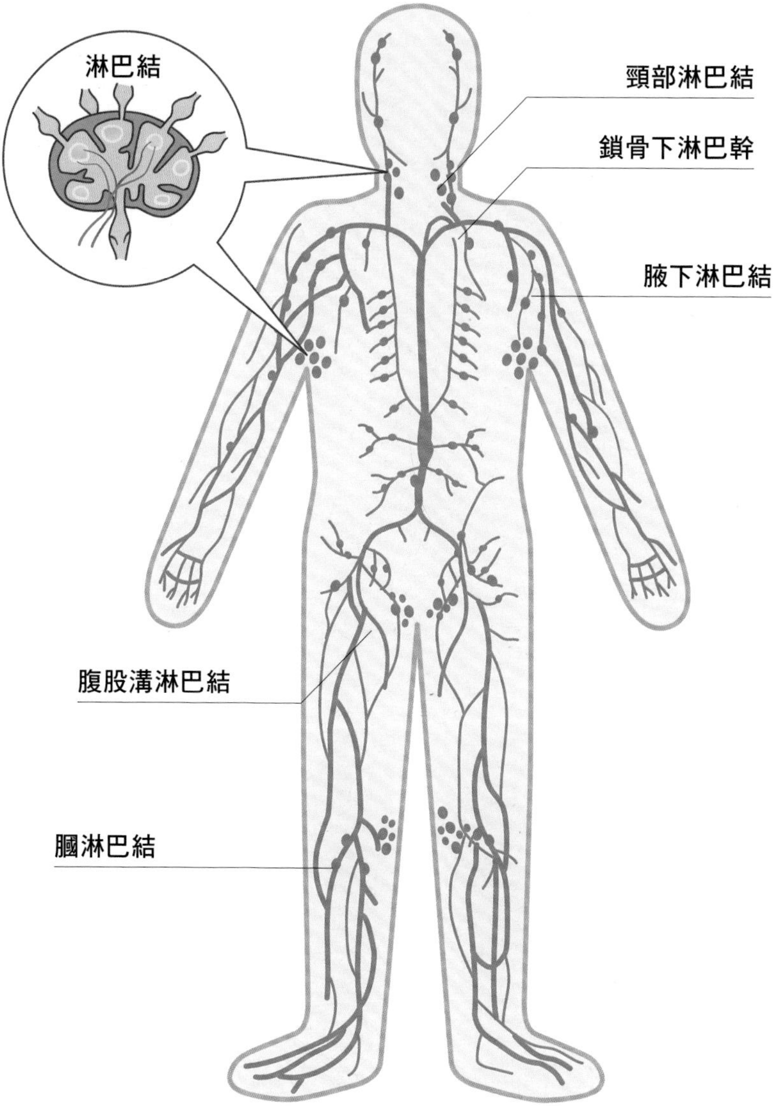
淋巴結
頸部淋巴結
鎖骨下淋巴幹
腋下淋巴結
腹股溝淋巴結
膕淋巴結

淋巴液通過細胞與細胞間非常狹窄的間隙並流遍身體各個角落。日常生活中的不良姿勢可能減緩淋巴液的流動，甚至造成停滯。而淋巴液藉由血液經微血管滲出，因此也會大幅受到循環器官的影響。

不良姿勢可能造成淋巴液的流動停滯

根據檢測數值來診斷體內的免疫機制是西方醫學常用的手法。而整復治療則是從人體外表觀察身體狀態，或是透過觸診進行全身性診斷。以經常呈前彎姿勢的人為例。前彎＝肺臟下垂姿勢容易壓迫重要的淋巴系統之一——胸腺。而縮肩姿勢會造成腋下淋巴液的流動變差，進而導致免疫力下降。另外，長期姿勢不良造成腰部下垂，也會進一步影響腹股溝淋巴液的運作。

請大家嘗試操作Ｐ１２０的淋巴體操。手臂無法順利向上提舉的人、覺得僵硬且有緊繃感的人，可能都有淋巴液流動緩慢且停滯的問題。而無法抱膝並往身體靠近的人，則可能是腹股溝淋巴受阻所致。

只要每晚操作順暢淋巴液流動的淋巴體操，並且利用Ｃ字形體操擴展左右側肋間，應該就能逐漸改善淋巴液滯留問題，讓身體狀況漸入佳境。

檢查頸部、腋下淋巴

雙手手指交握於身體前方並高舉至頭頂，接著輕輕向側邊傾倒以伸展腋窩。能夠順利伸展就算OK。

- 單側不易伸展 ▶代表單側有淋巴液流動變慢或滯留的問題。
- 雙側都不易伸展 ▶肋骨整體下垂。

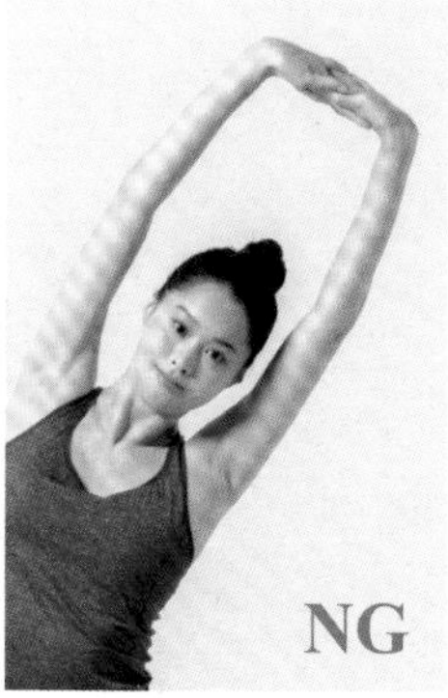

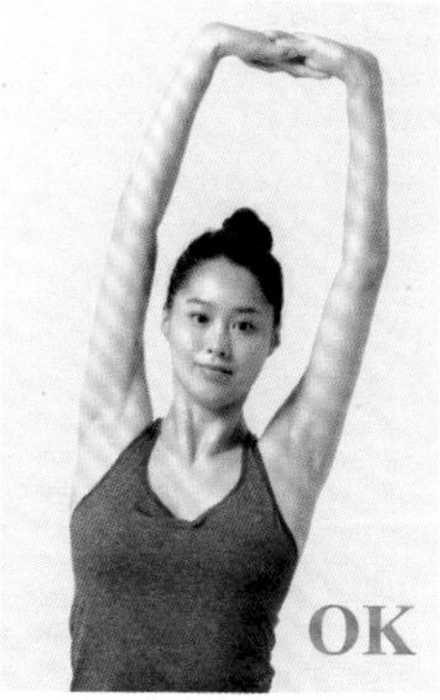

檢查腹股溝淋巴

仰躺在地，雙手雙腳自然伸直，接著依序彎曲膝蓋並拉向身體側。

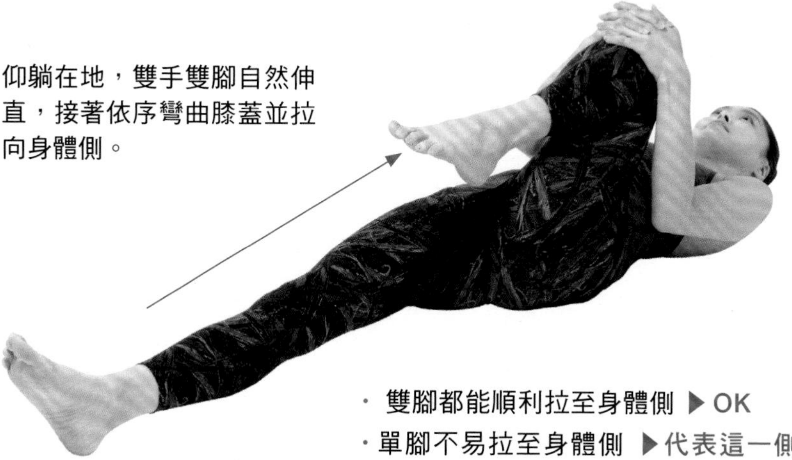

- 雙腳都能順利拉至身體側 ▶OK
- 單腳不易拉至身體側 ▶代表這一側有淋巴液流動變慢或滯留的問題。
- 雙腳都不易拉至身體側 ▶腰部整體下垂。

2 負責排泄與解毒的臟器

腎臟、肝臟、胃腸等臟器與排泄體內不需要的廢物、解毒運作等有密不可分的關係。

排泄為何如此重要？

「負責免疫功能的是脾臟，為什麼與排泄相關的臟器也很重要？」我想會這麼認為的人應該不少。從多年來的看診經驗中，我發現不少人是因為營養過剩而搞壞身體。無法排除不需要的廢物是影響健康的重要關鍵。

淋巴系統負責排除進入體內的病原體，那遇到引起食物中毒的細菌又該怎麼辦呢？胃以誘發嘔吐的方式驅逐病原體。共存於大腸裡的腸道菌叢則促使大腸透過腹瀉方式以杜絕病原菌和壞菌增生。

除此之外，肝臟分解體內不需要的廢物，然後由腎臟負責過濾，再進一步連同尿液一起排出體外。像這樣排除異物和老舊廢物的運作也是維持身體恆定性、保持全身平衡的重要過程。

＼ 西方醫學觀點 ／

腸道菌叢

「腸道菌叢」是指共生於腸道內的細菌群。我們的腸道裡有比菲德氏菌、乳酸菌等1,000多種細菌棲息，除了協助吸收營養外，也負責保護身體免受病原體攻擊。

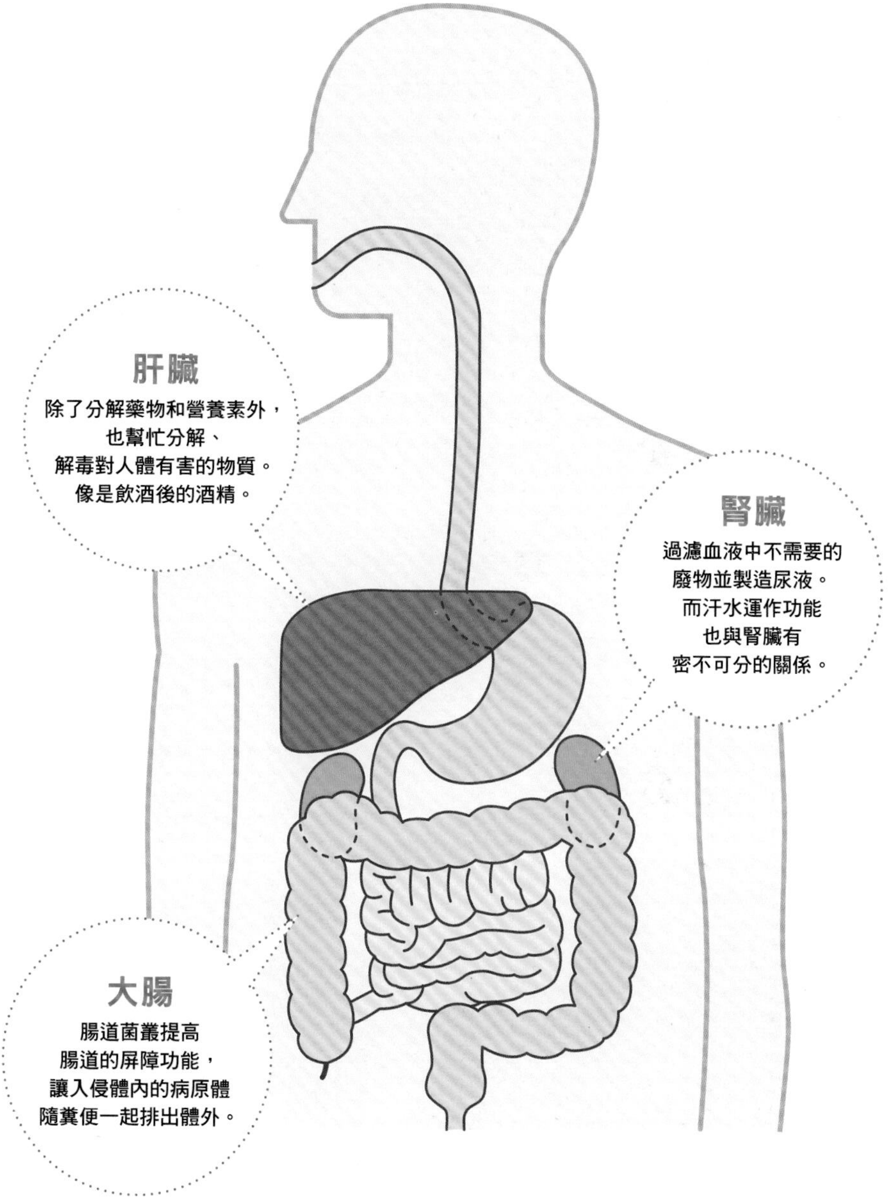
肝臟
除了分解藥物和營養素外，
也幫忙分解、
解毒對人體有害的物質。
像是飲酒後的酒精。
腎臟
過濾血液中不需要的
廢物並製造尿液。
而汗水運作功能
也與腎臟有
密不可分的關係。
大腸
腸道菌叢提高
腸道的屏障功能，
讓入侵體內的病原體
隨糞便一起排出體外。

保護身體的並非只有免疫系統。順利將不需要的廢物、對身體造成傷害的異物排出體外的運作也占有一席重要地位。比起「如何吸收營養」，「如何順利排泄」對提升免疫力來說更加重要且不可或缺。

其他需要確認的部位

與排泄有關的臟器中，最需要注意的是腎臟。

腎臟的主要功能是過濾血液中的水分和不需要的老舊廢物，並製造尿液以排除體外。但肝功能衰退時，反而容易增加腎臟的負擔。

除此之外，腎臟還具有調節水分的功能，可以進一步穩定血壓、還可以透過汗水方式排泄毛孔和汗腺的老舊廢物，這些也都與體溫調節息息相關。

因此，腎功能衰退造成的影響可能會波及全身。人體左右側各有一顆腎臟，彼此互助合作以維持正常功能，也因為這樣的緣故，即便某一側出問題，絕大多數的人都沒有自覺症狀。

除了第3章中向大家介紹的確認腎臟狀態檢測方法外，仰躺在地並依序抬舉單側腳也是不錯的檢查方式。

伸直膝蓋並抬起腳時，若感覺膝蓋內側不易伸展，代表這一次的腎臟比較不好。另外，甲狀腺腫大且發聲有困難、頸部表面泛黑、膝蓋疼痛或熱脹、左內側大腿無力……等等也都是腎功能衰退的徵兆，務必及早掌握並接受診療。

慢性疲勞與腎臟有關

休息再久也沒有神清氣爽感覺的慢性疲勞是腎功能下降的證據。體內的水分調節與老舊廢物的排泄無法順利運作，進而引起內臟疲乏。捨棄老舊廢物的斷捨離工作是確保健康的重要一環。

促進腎臟活化的兩種「捏彈操」

側腹捏彈操

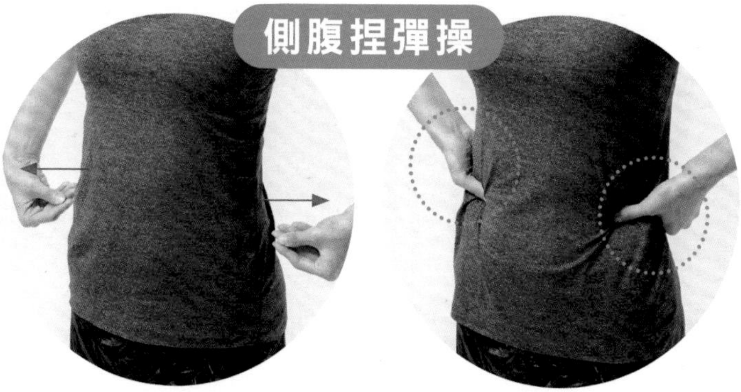

①以拇指在前的方式用力捏住照片所示的位置。

②雙手各往左右兩側拉動。重複操作數次。

內收肌捏彈操

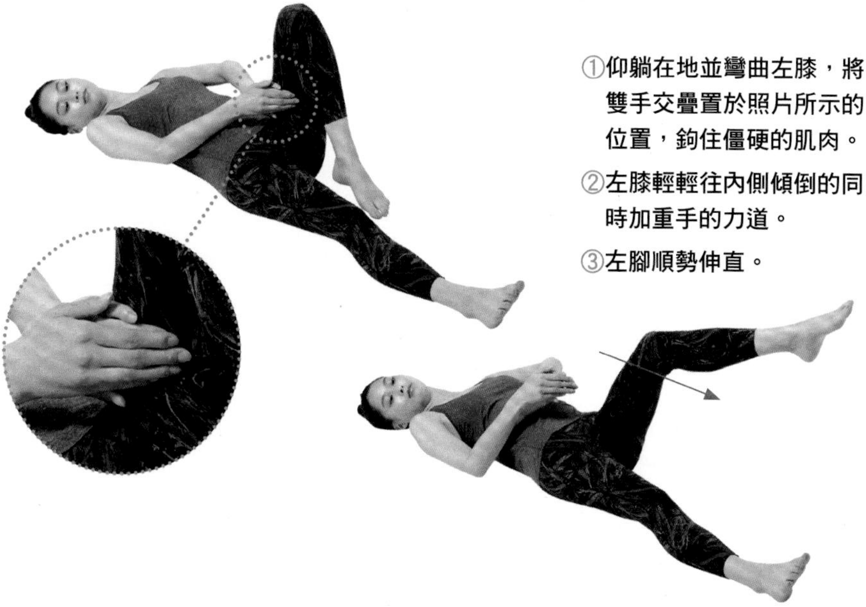

①仰躺在地並彎曲左膝，將雙手交疊置於照片所示的位置，鉤住僵硬的肌肉。

②左膝輕輕往內側傾倒的同時加重手的力道。

③左腳順勢伸直。

喚醒免疫力需要

3 肺臟

肺是活化免疫系統的關鍵，是影響全身狀態最重要的臟器。

肺功能衰弱會影響全身，全身不適會影響肺臟

呼吸是人體最重要的生命活動，將氧氣運送至全身，將二氧化碳排出體外。透過呼吸作用，以心臟為起點的血液將氧氣運送至身體每個角落的細胞，一旦呼吸強度變弱，光是為了維持最低限度的生命活動，就必須耗盡全身精力。而且稍微遇到一點小刺激，身體便容易出狀況。由於恢復力也隨之減弱，進而使身體一直處於不舒服的狀態。另一方面，平時呼吸短促的人，也容易有焦慮不安、負面思考的問題。

尤其近幾年來，受到社會壓力和異常氣候的影響，身心經常處於緊繃狀態的人有日漸增加的趨勢。這會導致輔助呼吸的呼吸肌肉變衰弱、體態姿勢變差，甚至陷入免疫力和恢復力低下的惡性循環中。

每年大約20萬人

每年有將近20萬人死於呼吸器官的疾病。除了好發於高齡者的吸入性肺炎，還有受到病毒細菌感染而引發的肺炎、氣喘、支氣管炎等非常多的肺部疾病。無論高齡者或年輕人都必須格外注意。

造成肺功能失調的各種因素

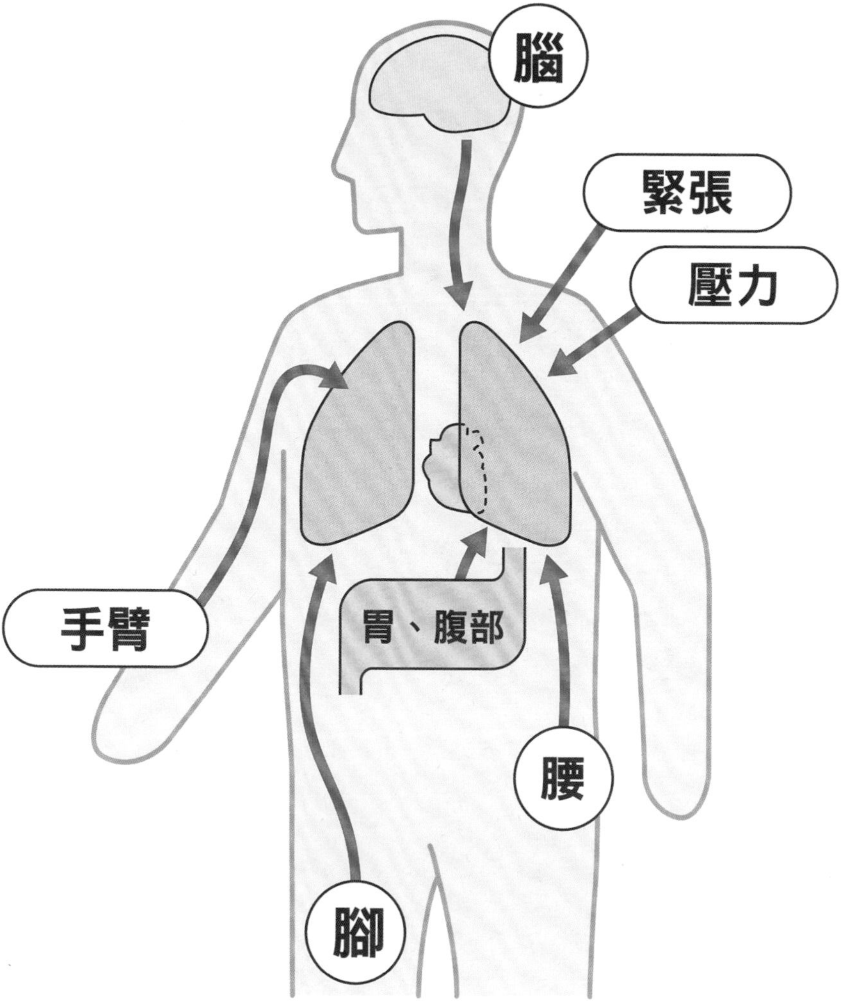

其他……

高溫高濕氣候（酷暑）　過度運動　傳染病　過　敏

……等因素都會影響肺功能。

從姿勢可以輕易看出肺功能衰退

肺功能衰退反應在姿勢上。下面列舉數種姿勢，請大家自行進行診斷。

〈姿勢的檢查重點〉

- 前彎姿勢（駝背）
- 骨盆後傾
- 左右側肩膀高度不一致
- 肩膀向前突出
- 身體習慣性扭轉
- 坐著時習慣用單側手肘撐住桌面
- 手臂難以向正上方抬舉

符合項目愈多，代表肺功能愈虛弱。請隨時留意將身體恢復正常狀態。

肺是造成腰痛的原因之一

腰痛多半與肺功能不佳有關。肺功能差容易造成身體前彎、骨盆不安定或向後傾斜等問題。而為了避免腰痛，代償作用也可能引發髖關節疼痛或膝蓋疼痛，甚至造成肩膀僵硬、頸部不適等問題。

強健肺部功能體操

提起下垂的肋骨、緊繃的肋間肌，放鬆肺臟。

向上提起肋骨

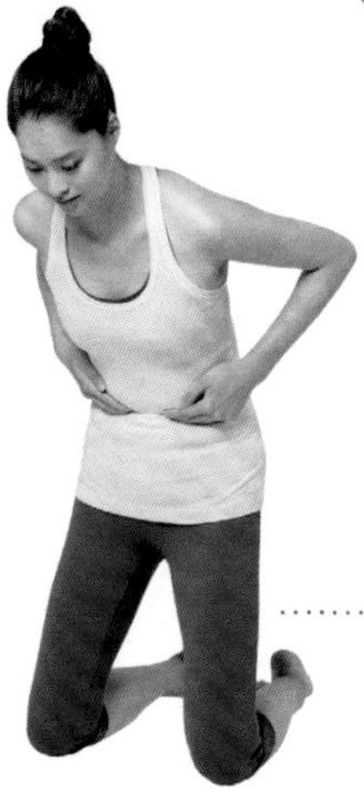

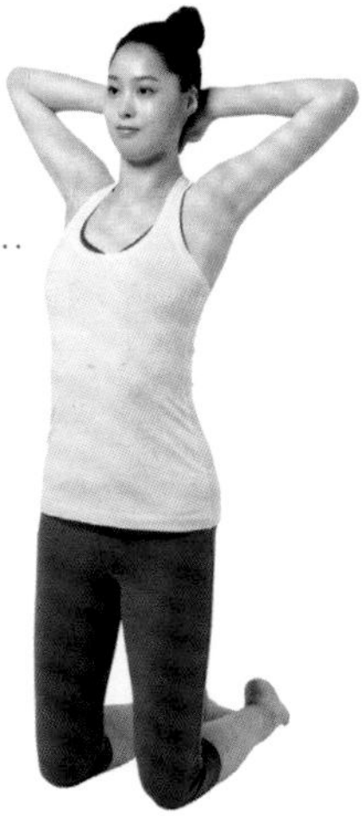

胸骨體操（P128）

向上提起位於胸部中央的胸骨，藉此將整個肋骨向上拉提。

八字形肋骨上提體操（P50）

利用身體動作和槓桿原理向上提起肋骨。配合胸椎第八節呼吸法（P126）的效果會更好。

放鬆肋間肌

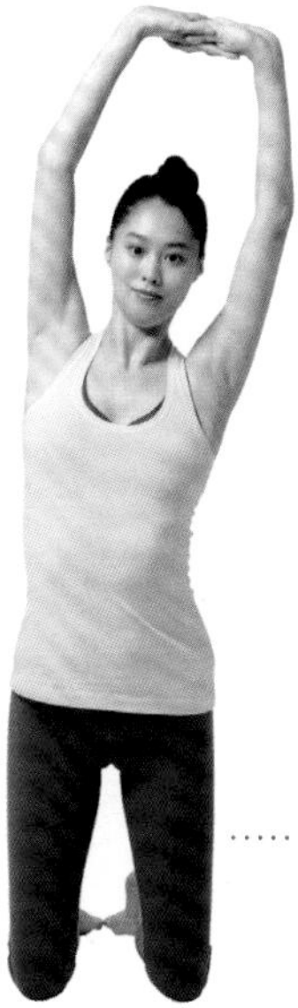

C字形體操（P46）

不舒服的那一側，不容易彎曲的那一側，更要仔細多操作幾次。身體放鬆後再試著進行淋巴體操。

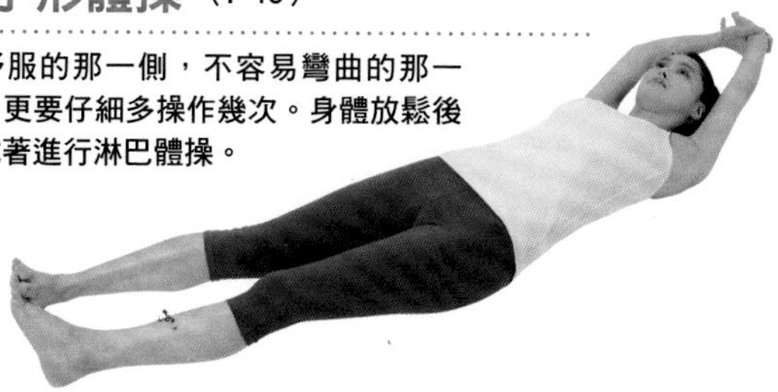

淋巴體操（P120）

透過雙手向上舉的動作以提起肋骨，透過身體向側邊傾倒的動作以放鬆肋間肌和腋下淋巴。無法順利操作時，請先進行C字形體操。

人體是環環相扣的

人體各部位和內臟器官各自發揮功能，並且由大腦發號司令，這種說法其實不正確。

無論大腦、骨骼、臟器、肌肉、神經……

筆者在拙作《人體力學》中曾提過以骨骼和肌肉等運動構造為中心，再加上中樞神經的走向，就可以了解症狀和疾病的出現方式和原因，但其實還有一點未收錄於其中，那就是「環環相扣」。

舉例來說，「內臟之間直接交換訊息，彼此互相合作、互相輔助」，透過專家報告、電視特輯報導，這在西方醫學領域已經眾所皆知。然而除了這些之外，肌膜、肌腱、韌帶、腹膜、腸繫膜、淋巴管等其實也都是讓全身環環相扣的成員之一。

免疫系統構建於人體的完美平衡之上。因此一旦有某個部位承受過大負擔，再加上未能好好緩解，之後便容易造成二次或三次影響。我們絕對不能忽視心理對身體，以及身體對心理造成的影響。

「肝腎」是重要部位

肝（解毒）和腎（排泄）的運作有著密不可分的關係。或許早在解剖學和生理學發展之前，過去的人基於本能和經驗，就已經知道人體是環環相扣的。

通過脊椎骨的神經連接至各臟器！

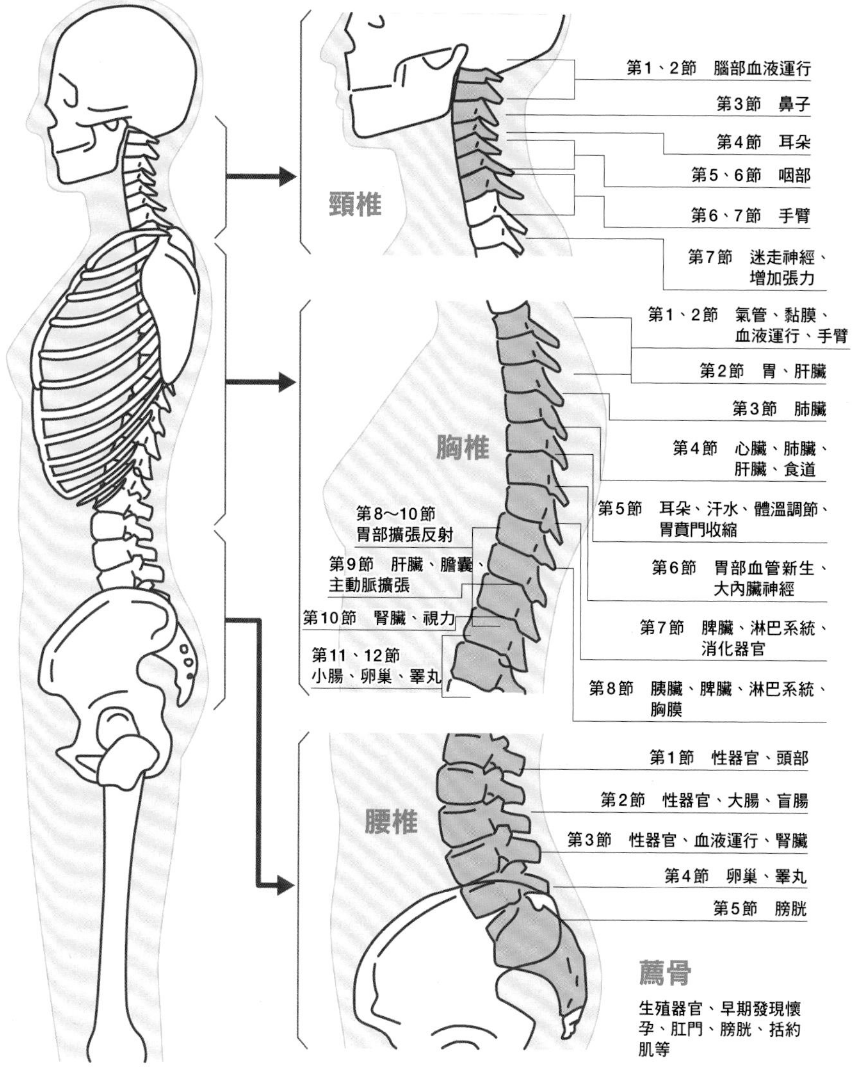
頸椎
第1、2節　腦部血液運行
第3節　鼻子
第4節　耳朵
第5、6節　咽部
第6、7節　手臂
第7節　迷走神經、增加張力
胸椎
第1、2節　氣管、黏膜、血液運行、手臂
第2節　胃、肝臟
第3節　肺臟
第4節　心臟、肺臟、肝臟、食道
第5節　耳朵、汗水、體溫調節、胃賁門收縮
第6節　胃部血管新生、大內臟神經
第7節　脾臟、淋巴系統、消化器官
第8節　胰臟、脾臟、淋巴系統、胸膜
第8～10節　胃部擴張反射
第9節　肝臟、膽囊、主動脈擴張
第10節　腎臟、視力
第11、12節　小腸、卵巢、睪丸
腰椎
第1節　性器官、頭部
第2節　性器官、大腸、盲腸
第3節　性器官、血液運行、腎臟
第4節　卵巢、睪丸
第5節　膀胱
薦骨
生殖器官、早期發現懷孕、肛門、膀胱、括約肌等

COLUMN

4

嚴重燒燙傷
於兩週後完全康復

學徒的一歲半孫子燙傷，受傷部位從左胸延伸至腹部、大腿。除脫皮外，大腿似乎還缺了一塊肉。據說抵達醫院時，小朋友因受到嚴重驚嚇而完全說不出話。

隔天早上他們來到我的診所，我發現小朋友的薦骨（燒燙傷救急點）向右側傾斜，於是我施以將薦骨向中心處移位的治療法。初步判斷無大礙後，我對他說：「傷口乾燥的情況還不錯，以平常方式照顧孫子就好，但還是要好好觀察。」

據說一個小時後，淋巴液像是凝固般在患部上形成一層透明薄膜，而且晚上發燒將近39°C，也流了不少汗。不久患部皮膚開始剝落，一週後小朋友恢復原有的精神活力，再隔一週，新生的漂亮皮膚也都長得差不多了。再次讓人見證人類所具備的驚人再生能力。

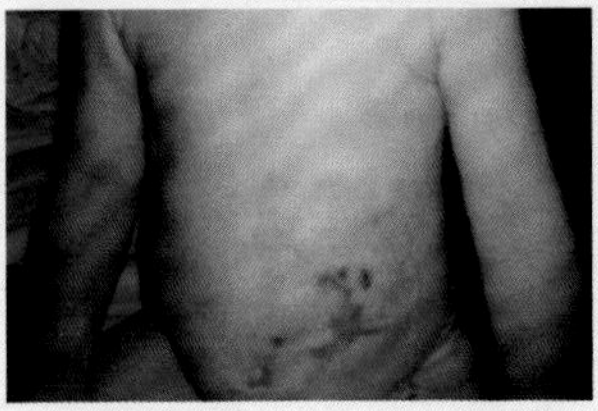

第十四天。長出漂亮的新生皮膚，幾乎是痊癒狀態。

第 5 章

改善免疫力相關疾病

花粉熱

●淋巴系統（鼻水、鼻塞）●過敏
●呼吸器官系統（肺、鼻）

身體應付不了初春的變化

花粉熱是一種身體應付不了季節變化而引起的疾病。

人體因應季節轉換而產生變化，初春時慢慢捨棄為了禦寒而囤積的皮下脂肪，轉變成容易流汗且放鬆的型態。身體變化始於腰部，沿著脊椎骨往下逐漸放鬆。胸椎第七、第八節是淋巴系統的反應區，胸椎第三、第四節則是心臟、呼吸器官的反應區。在放鬆過程中，愈靠近不順暢的部位，試圖放鬆時愈容易引起咳嗽或打噴嚏症狀。藉由晃動胸廓或肋間的動作來幫助放鬆身體。這就是我們平時所熟悉的花粉熱。

流鼻水、流眼淚、發癢都是同樣道理，為了放鬆頸部以上的僵硬所產生的身體反應。

＼ 西方醫學觀點 ／

花粉熱

花粉熱是指吸入超過一定分量的花粉時所產生的過敏反應。多數人的過敏原是杉樹和檜木花粉，進入秋季後又另外有其他種類的花粉過敏原。基本治療方式為服用抗組織胺或化學傳導物質游離抑制劑等藥物以緩和症狀。目前尚未有能夠完全根治的治療方式。

脊椎骨體操…P122　淋巴體操…P120　大字形體操…P134

1

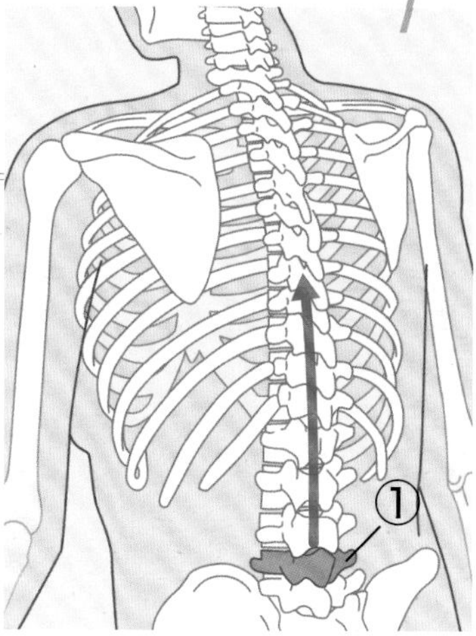

變化始於身體的地基，也就是腰部。即將邁入春天之際，從①腰椎第四節開始依序放鬆。

2

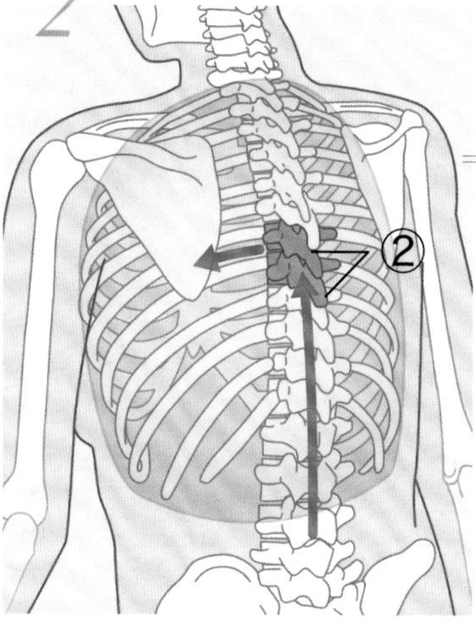

放鬆終止於僵硬部位。不少人都終止於②胸椎第七、第八節。引發咳嗽或打噴嚏的花粉熱，目的就是為了放鬆這個僵硬部位。

3

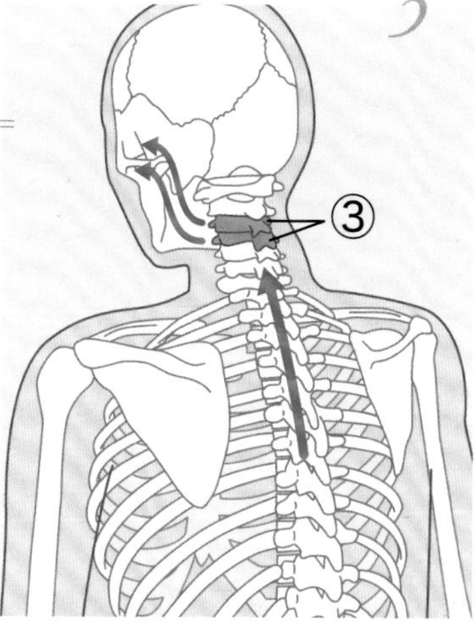

有些人的放鬆過程終止於③頸椎第三、第四節。這個部位有不少神經延伸至眼睛和鼻子，因此容易引起流眼淚、眼睛癢、流鼻水、鼻塞等症狀。待僵硬情況緩解後，放鬆過程繼續朝頭部進行，而當頭部也放鬆之後，身體變化便大功告成。

氣喘

●過敏
●呼吸器官系統（肺、支氣管）

胸椎第三、第四節無力

氣喘患者的特徵是呼吸器官反應區的胸椎第三、第四節僵硬，而且胸椎較其他骨骼來得突出。造成僵硬的原因五花八門，但最大原因在於心理。以親子關係為首的人際關係、周遭環境的壓力，長久累積下來造成肺部負擔，進而變得僵硬緊繃。

而過度飲食造成的影響也不容忽視。試圖放鬆胃部所壓迫的呼吸器官時，容易誘發身體無意識地咳嗽。最近因為氣溫、濕度、氣壓變化加重呼吸器官負擔，像氣喘般咳個不停的人愈來愈多。由於呼吸器官處於緊繃狀態，若再加上室內塵埃、花粉、塵蟎等刺激，更容易讓呼吸變困難。

＼西方醫學觀點／

氣喘

氣喘是一種過敏原引發過敏反應，支氣管收縮造成呼吸困難的疾病。壓力、過度飲食、過勞、冷氣、氣壓差異等都是誘發氣喘的危險因子。一般治療方法為發作時並用支氣管擴張劑和吸入式類固醇。目前尚無完全根治的方法，主要著眼於穩定控制以預防氣喘發作的治療。

胸骨體操（養成平時操作習慣）…P128　脊椎骨體操（養成平時操作習慣）…P122
蒸毛巾熱敷法（動彈不得時）…P32　C字形體操…P46　胸椎第八節呼吸法…P126

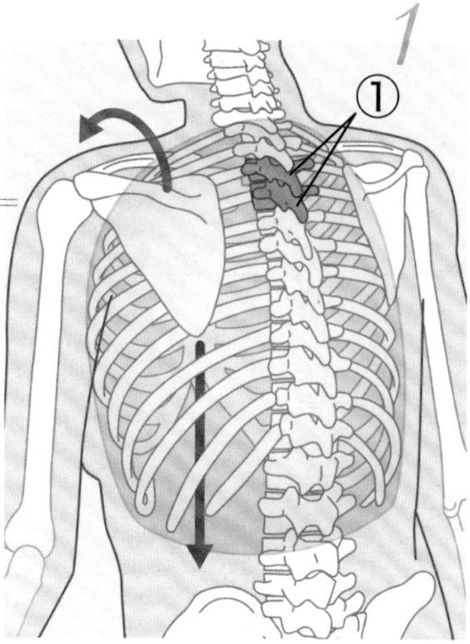

①胸椎第三、第四節僵硬。身體前彎而壓迫胸廓和肺部。原因出在壓力、過度飲食和氣壓變化等。

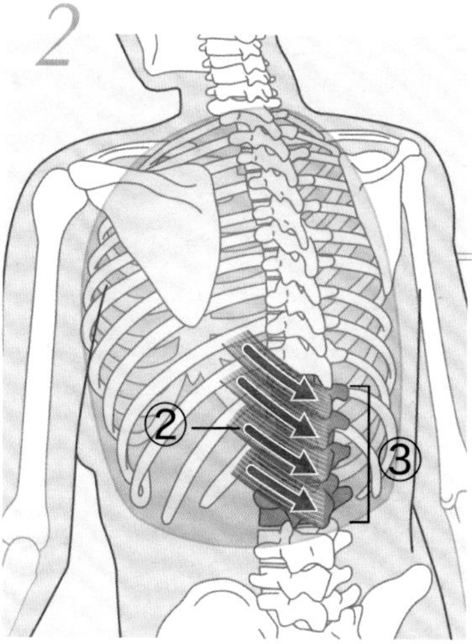

肺部、胸廓下降且僵硬時，②後下鋸肌遭到拉扯。進而造成③胸椎第十一節至腰椎第二節區塊處於緊繃狀態。

若再加上④過敏原等刺激，⑤胸椎第三節和⑥後下鋸肌、⑦胸椎第十一節至腰椎第二節變得更僵硬，進而促使⑧肺部緊繃。吸氣時會聽到「咻－咻－」喘鳴聲，而且得刻意進行吐氣才能順暢呼吸。劇烈咳嗽有助於放鬆僵硬。

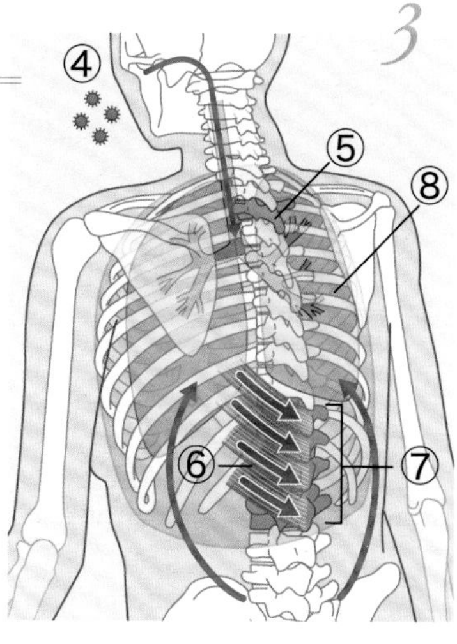

3

免疫力低下容易引發的疾病

異位性皮膚炎

●呼吸器官系統 ●過敏
●排泄系統（腎臟、肝臟、皮膚）

試圖將體內毒素排出體外

伴隨強烈搔癢的異位性皮膚炎是身體試圖將毒素經由皮膚排泄至體外的反應。異位性皮膚炎的特徵是肋骨僵硬、體內的熱量和汗水不易散發、無法順利排泄體內不需要的老舊廢物。由於排出毒素的管道受阻，因此改由皮膚排泄，而排泄過程中誘發搔癢症狀。

針對這一連串的不舒服症狀，建議大家嘗試蒸毛巾熱敷法（P32）。熱敷過程使皮膚反覆收縮、鬆弛，透過放鬆角質化的皮膚和血管，加速毒素排出體外。剛開始會覺得毛巾變髒且看似症狀惡化，但每天持續進行蒸毛巾熱敷促使排光毒素後，身體自然由內到外煥然一新。再加上呼吸器官隨之放鬆，熱量和汗水順利散發，整個人像換了個人似地改頭換面。

＼ 西方醫學觀點 ／

異位性皮膚炎

其實現在也有不少成人罹患異位性皮膚炎。好轉與惡化過程反覆交替進行，不少人因此演變成慢性皮膚炎，算是過敏性皮膚疾病的一種。治療過程中除了盡量避開過敏原外，也要隨時留意皮膚保濕，並且遵照醫囑服用類固醇或抗組織胺藥物。這種疾病需要接受長期治療。

C字形體操…P46　淋巴體操…P120
胸椎第九節體操…P138　大字形體操…P134

因呼吸器官承受的負擔加重，造成身體呈前彎姿勢，①胸椎第三、第四節變僵硬，進而使②胸椎第五節連帶受到波及而緊繃。這種情況造成身體不容易出汗，毒素也漸漸開始累積。為了調整成以尿液形式將水分和毒素排出體外，③腎臟必須更加賣力工作。

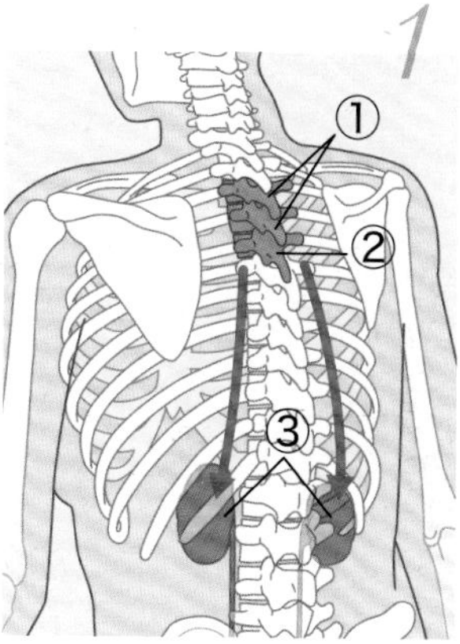

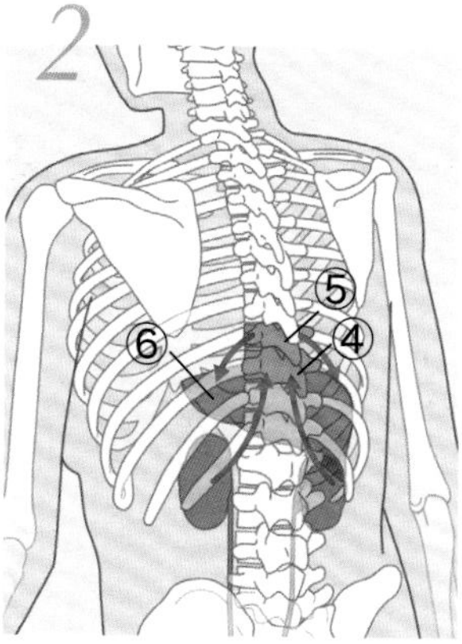

腎臟疲勞時，經由神經傳導使④胸椎第十節變僵硬。影響波及連結至肝臟的神經，進而使⑤胸椎第九節跟著僵硬。而腎臟調節水分與排泄毒素的運作一旦受到阻礙，也會連帶拖累⑥肝功能。

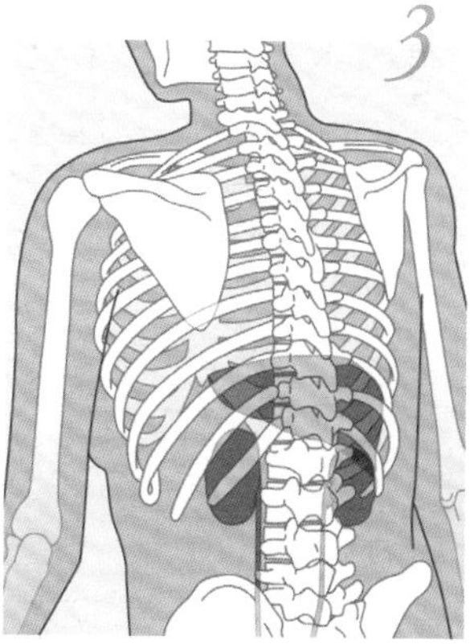

調節水分的腎臟和負責解毒的肝臟疲乏時，老舊廢物和毒素開始堆積於體內。也因為試圖透過皮膚排出廢物而囤積於皮脂腺或汗腺中。

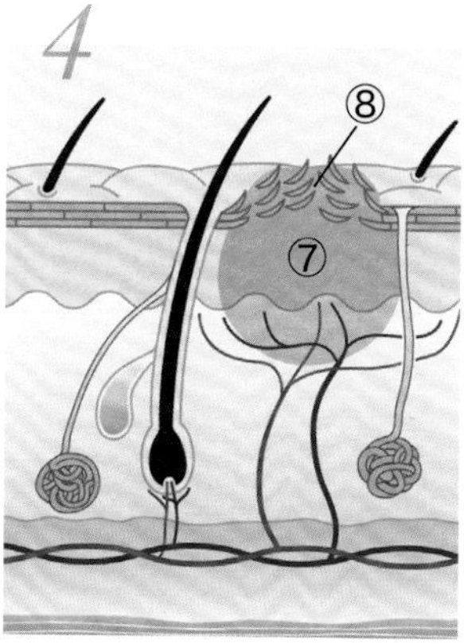

堆積於皮膚的毒素引起⑦發炎，誘發異位性皮膚炎。長⑧疹子的同時也出現強烈搔癢症狀。

糖尿病

● 排泄系統（腎臟）● 消化器官系統（胰臟）
● 循環器官系統（血管）

暴飲暴食和壓力引起糖尿病

胰臟負責分泌胰島素，而糖尿病起因於胰島素分泌異常，導致血液中的血糖無法獲得充分調整，進一步影響腎臟和消化器官。糖尿病患者多半有胸椎第八節僵硬的問題。胸椎第八節位於上半身與下半身交界處，是維持免疫系統、呼吸器官、消化器官協調運作的位置。操作電腦、手機等過度使用手指，以及照顧嬰幼兒、長者等過度使用手臂也會造成胸椎僵硬，此外也與暴飲暴食、壓力等有密切關係。這個部位承受過大負擔是現代人常見的特徵之一。

但說尿液中含有糖分即罹患糖尿病，其實並非如此。在胸椎第八節放鬆狀態下，將多餘糖分排出體外是極為正常的身體運作。

＼ 西方醫學觀點 ／

糖尿病

基本治療是透過胰島素注射或口服藥物等調整血中胰島素濃度，另外搭配飲食治療。病情一旦惡化，則必須進行血液透析以淨化血液。糖分破壞血管壁使之變脆弱，進而造成視力下降、手腳發麻或壞疽、免疫力低下、誘發ED（勃起功能障礙）等，這些都是糖尿病可能引起的併發症。

胸椎第八節呼吸法…P126　綜合體操…P124
深呼吸法…P116　跪坐姿勢下的髖關節體操…P118

1

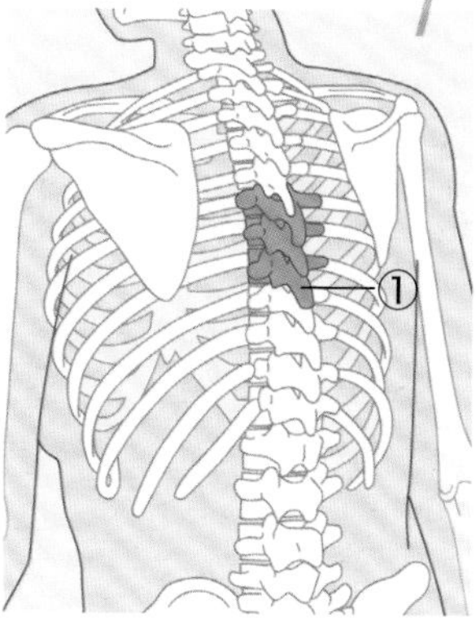

壓力和暴飲暴食等因素使①胸椎第六、第七節承受的負擔加重，另外也造成胸椎第八節僵硬。胸椎第六、第七節是消化器官的反應區，胸椎第七、第八節則是脾臟、胰臟、淋巴系統的反應區。

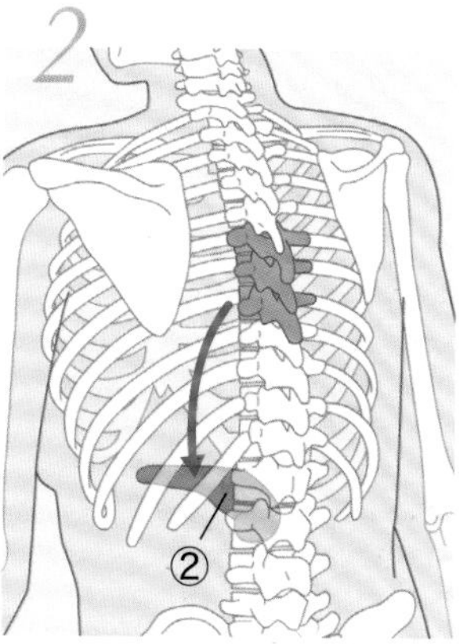

胸椎第八節的僵硬透過神經傳導而影響②胰臟，造成胰臟功能下降。當胰臟的胰島所分泌的胰島素量異常，便無法有效控制血中葡萄糖濃度。

3

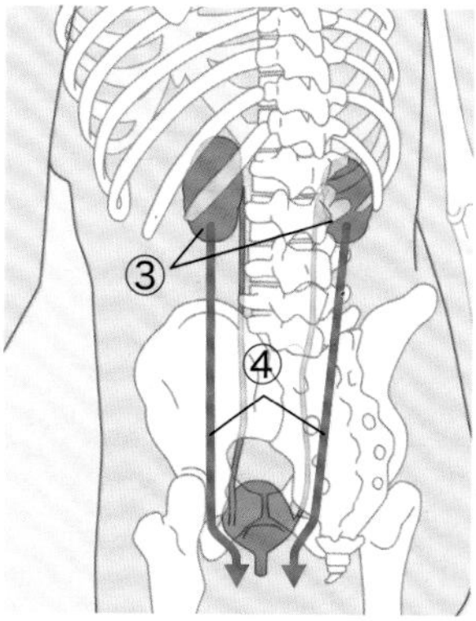

血液中未經處理的糖分進入腎臟後，③腎臟將糖分視為不需要的物質而連同④尿液一起排出體外。

胰臟痛時無法前彎？

一般腹痛的時候，我們常會做出抱著腹部向前蜷曲的姿勢，但發生急性胰臟炎時，身體反而會向後反折。大概是因為胰臟貼在腹腔後壁，非常靠近背部的關係。當胸椎第七、第八節附近的左側持續出現強烈疼痛時，務必多加注意。

5

免疫力低下容易引發的疾病

高血壓

●循環器官系統（心臟）●消化器官系統

●呼吸器官系統（肺臟）●排泄系統

暴飲暴食和壓力引起高血壓

血壓上升的理由五花八門。可能因為年齡增長，血管失去彈性；可能因為過於興奮、憤怒、沉重壓力、緊張等心理層面的負擔；也可能因為抽煙、慢性飲食過度或暴飲暴食。

過勞也是造成血壓上升的原因之一。高血壓患者通常有胸椎第八節向前突出的特徵，疲勞時身體的前傾姿勢也會加重胸椎第八節的負擔。然而血壓升高時，先別急著降血壓。通常體型較為魁梧的人，血壓必須上升至一定程度才能促使血液順暢流往身體各個角落。血壓上升本身無害，糟糕的是身體僵硬且血液循環不良時，心臟試圖更加賣力輸送血液而造成血壓升高。我們必須根據引起高血壓的原因，適度放鬆身體以促進血液順暢流動，並減少對淋巴系統的危害。

＼ 西方醫學觀點 ／

高血壓

高血壓有很多種，像是內分泌性高血壓、血管性高血壓、腎臟病變引起的高血壓等等。主要治療方式為減鹽飲食和服用降血壓藥物。目前的高血壓標準值為收縮壓140mmHg，舒張壓為90mmHg以上。高血壓患者中有約八到九成是無法透過檢驗找出誘因的原發性高血壓。

綜合體操（飯前）…P124　脊椎骨體操…P122　胸椎第八節呼吸法…P126

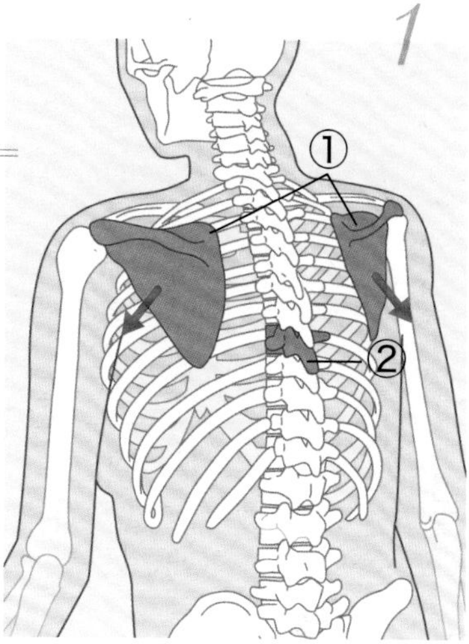

巨大壓力、過度飲食、過勞等刺激造成①肩胛骨擴張而使肩膀下垂、身體前傾。而身為軸心的②胸椎第八節與胰臟、脾臟、淋巴系統的運作有密不可分的關係。

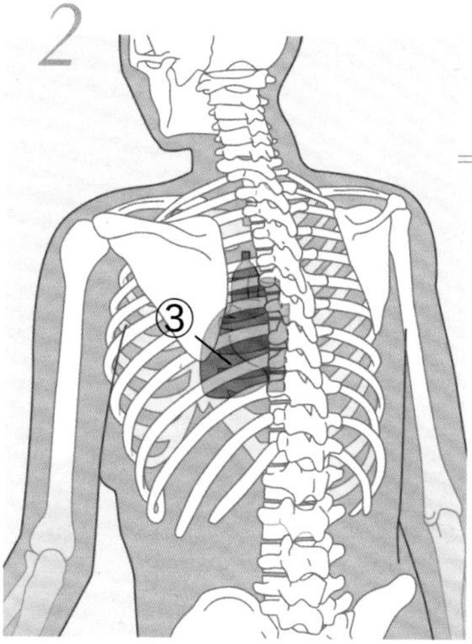

胸椎第八節一直處於僵硬狀態會使身體逐漸變僵硬。一旦肌肉和血管也變硬，容易阻礙血液流動。為了順暢血流，③心臟必須更加用力推送血液，導致血壓節節上升。

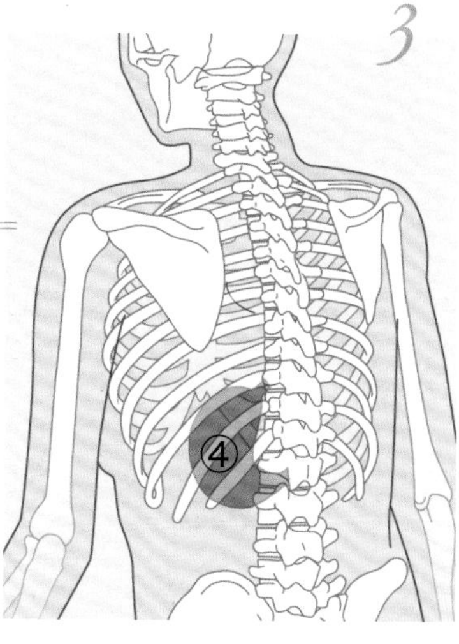

另一方面，過度飲食增加④消化器官的負擔，以及動脈硬化等也都會阻礙血液流動，進而引起高血壓。

6

免疫力低下容易引發的疾病

低血壓

●循環器官系統（心臟）
●呼吸器官系統（肺臟）

心臟衰弱，心輸出量降低

低血壓會有頭昏眼花、起身頭暈、頭痛、倦怠感、心悸、肩膀僵硬、早上爬不起來等症狀。

不同於和心臟、胰臟、腎臟息息相關的高血壓，低血壓是因為呼吸器官承受壓力，進而壓迫胸廓，造成心臟承受的負擔加重所引起。

而最根本的原因是壓力和手臂過度使用，然而演變成高血壓或低血壓取決於體質。這類型的人沒有足夠力量提起肋骨，多年來持續呈現壓迫胸廓的前彎姿勢，久而久之導致身體養成不良習慣。即便有喝酒、抽煙、暴飲暴食等容易使血壓上升的要素，也會因為心臟衰弱，沒有足夠力量將血液打出去而使得血壓偏低。

＼西方醫學觀點／

低血壓

邁入老年階段之前，低血壓好發於女性族群。分為腸胃疾病等造成，有明確原因的次發性低血壓，以及沒有明顯原因的原發性低血壓。治療方式以服用升壓劑搭配運動和飲食療法為主。低血壓的標準值為收縮壓 100mmHg，舒張壓為60mmHg以下。

壓力和手臂過度疲勞等因素造成①肩胛骨外擴，上半身向前彎曲。負責身體前彎的軸心為②胸椎第三節（呼吸器官反應區）和胸椎第四節（心臟反應區）。然而長期呈前彎姿勢會使肋間收縮並壓迫胸廓，致使肺臟和③心臟功能逐漸衰退。

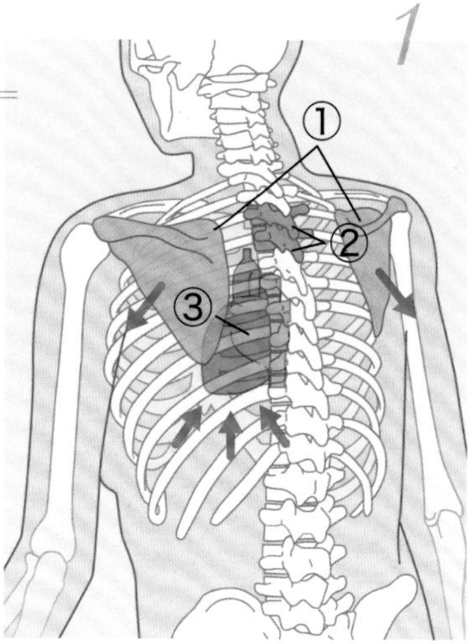

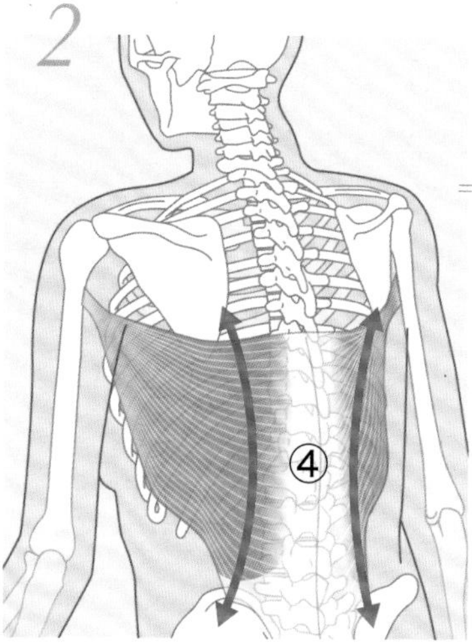

另一方面，前彎姿勢容易拉扯④闊背肌，使其處於強烈緊繃狀態。若長期維持前彎姿勢，會造成身體養成不良習慣而僵化。

一旦⑤心臟和肺臟功能衰退，再加上⑥壓力和局部疲乏等因素，⑦胸椎第三、第四節會變得更加僵硬，而心肺功能衰退易造成血壓下降。

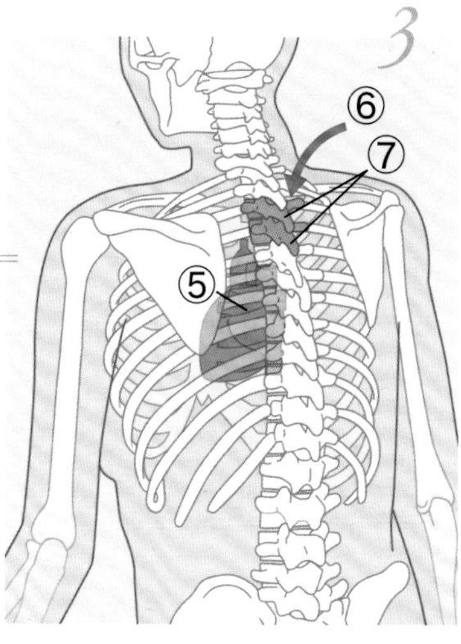

大字形體操…P134
胸骨體操…P128

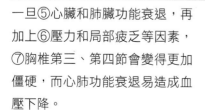

7
免疫力低下容易引發的疾病

類風濕性關節炎

● 淋巴系統
● 排泄系統（腎臟）

改善淋巴液的流動是重要關鍵

類風濕關節炎早期症狀以關節腫脹及疼痛為主，最終結果可能演變成關節變形及功能喪失。致病原因至今尚不明確，但與免疫系統過度反應息息相關。從整復治療的角度來看，類風濕關節炎多半與胸椎第七、第八節（淋巴系統反應區）承受過大負擔有關。一旦僵硬情況蔓延至胸椎第九、第十節，肝臟解毒功用和腎臟過濾作用也會連帶受到影響，進而造成老舊廢物堆積於關節上。

類風濕性關節炎患者多半無法順利排汗，但近年來氣候變得極端酷熱，身體基於保衛機制而變僵硬，不少人因此出現類似類風濕性關節炎的症狀。但無論是否為類風濕性關節炎，首要之務是放鬆脊椎骨，打造流暢的身體並維持免疫平衡。

西方醫學觀點

類風濕性關節炎

類風濕性關節炎是保護並覆蓋於關節上的滑膜異常增生而引起的慢性發炎。隨著病程進展逐漸侵蝕軟骨及硬骨，造成手指、腳趾關節腫脹和疼痛。另外，起床時身體僵硬、低燒、倦怠感、貧血等也是常見症狀。治療方式為使用控制疼痛的消炎藥、非類固醇類消炎藥等藥物。

淋巴體操…P120　脊椎骨體操…P122　足浴…P51

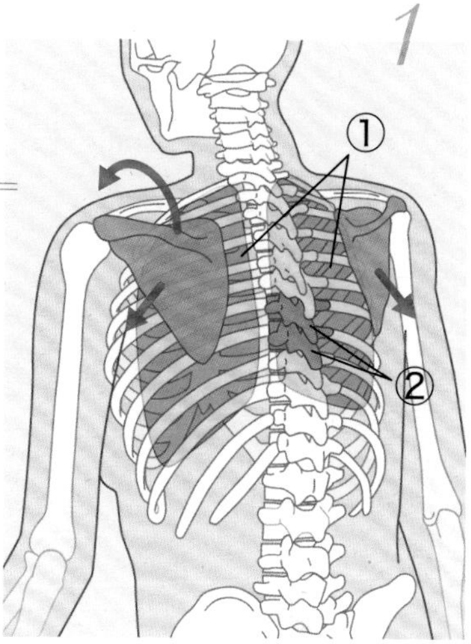

高溫高濕等氣候因素不僅增加①呼吸器官的負擔，也造成身體經常呈前彎姿勢，這種情況容易使②胸椎第七、第八節變僵硬，淋巴系統功能下降。

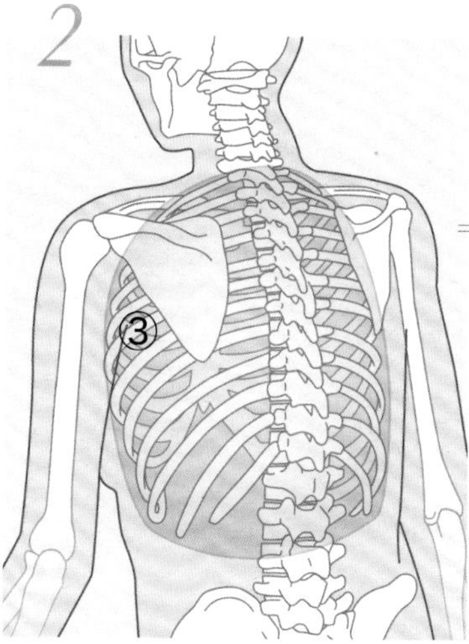

前彎姿勢導致胸廓受到壓迫，進而加重③肋骨及胸骨周圍淋巴節的負擔。當淋巴液流動不順暢，便容易引起關節腫脹疼痛。

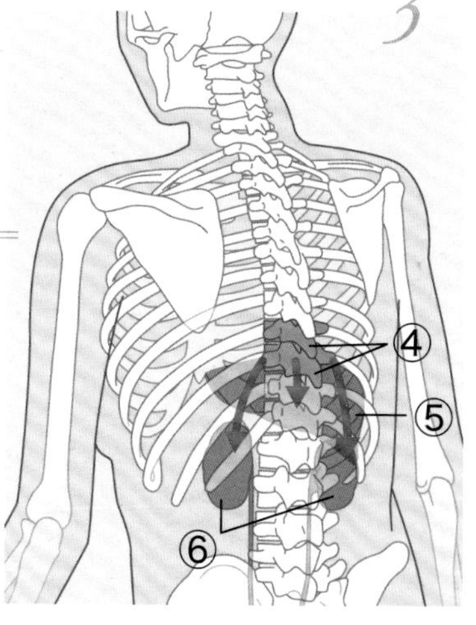

僵硬和沉重負擔一旦蔓延至④胸椎第九、第十節，⑤肝臟解毒功用和⑥腎臟過濾作用會連帶受到影響，進而造成老舊廢物堆積於關節而加劇關節疼痛。

8

免疫力低下容易引發的疾病

婦科傳染病

●女性生殖器官系統 ●呼吸器官系統

●淋巴系統

常駐菌或病毒再次活躍並增生

最常見的婦科傳染病是會陰念珠菌感染和生殖器疱疹。念珠菌原是陰道中一種常駐且無害的正常菌叢，但免疫力下降促使念珠菌活躍並異常增生，進而引起陰道發炎。

與婦科毛病相關的腰椎第四節和薦骨容易受到壓力、肺臟等的影響。高溫高濕的天氣和過度運動也會造成肺功能衰退，進一步對女性生殖器官造成二次負擔而誘發症狀。

而生殖器疱疹的起因是病毒，雖然可以透過抗生素等藥物治療，但免疫力下降時極可能復發。在這種情況下，首要之務是恢復腰椎第四節和薦骨的正常運作，並且提高恢復力。

＼西方醫學觀點／

會陰念珠菌感染

念珠菌是一種平時就存在於人體皮膚表面或黏膜上的常駐菌叢。平時對身體無害，但體力或免疫力下降時會異常繁殖，引起症狀。治療方式以抗黴菌藥物為主，雖然能夠完全治癒，但據說復發率將近七成。

使用內收肌的骨盆上提體操…P130
腰椎第四節扭轉體操…P132　大字形體操…P134

①肺臟下垂，②胸椎第三、第四節僵硬而呈前彎姿勢。這種情況造成連接左右髂骨的③髂骨嵴連線歪斜，進而影響腰椎第四節和薦骨。

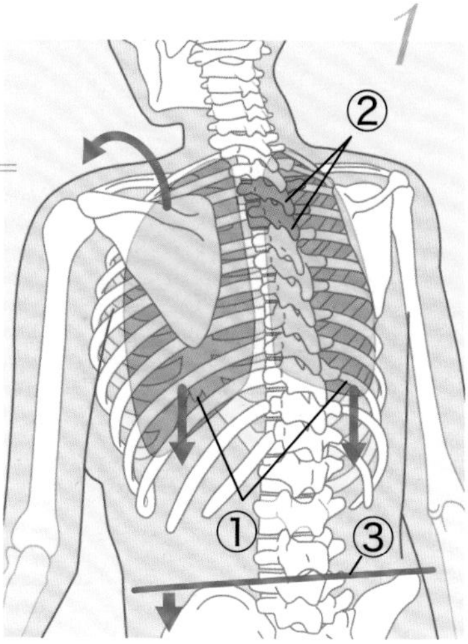

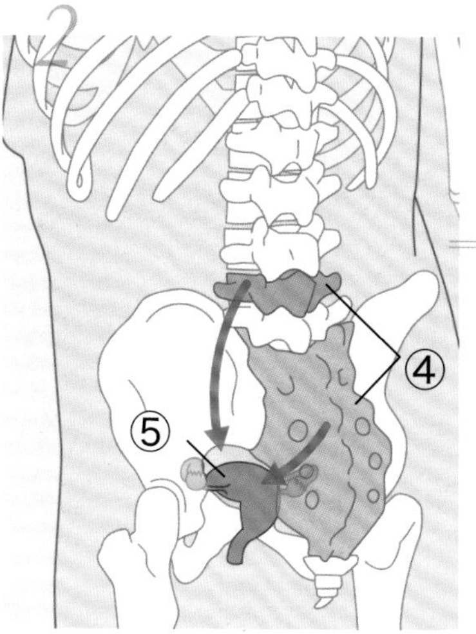

④腰椎第四節和薦骨承受太大負荷時，⑤子宮和卵巢功能隨之下降，進一步阻礙荷蒙爾分泌和排卵等運作，導致陰道內的pH值失衡。

⑤共存於外生殖器官附近的常駐菌叢不受控制地異常增生。

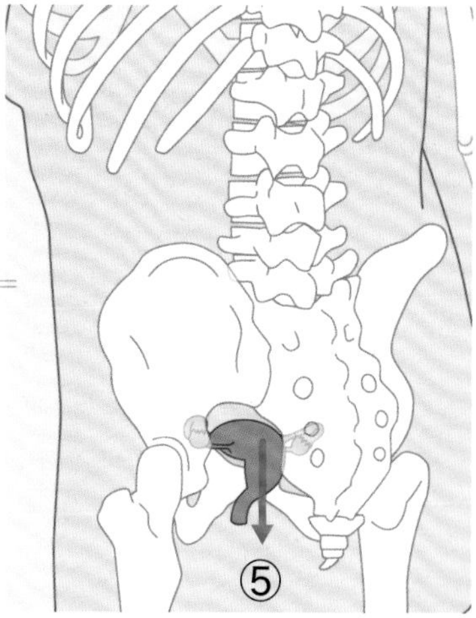

9

免疫力低下容易引發的疾病

帶狀皰疹

●淋巴系統 ●排泄系統
●呼吸器官系統（肺臟）

潛伏數十年，免疫力低下時發病

帶狀皰疹的起因是水痘帶狀皰疹病毒。應該有不少人小時候得過水痘，痊癒後病毒一直潛伏於體內。平時不會有任何問題，但免疫力變差時，這些病毒遭到活化，並且沿著神經擴散，由於疹子呈帶狀分布，因此名為帶狀皰疹。

免疫力隨年齡增長而逐漸下降，壓力和過勞等則加快下降速度。罹患帶狀皰疹即免疫力下降的警訊。首要之務是即刻以蒸毛巾熱敷患部，加速身體排泄不需要的老舊廢物。硬是抑制老舊廢物的排泄，反而容易留下神經痛等後遺症。

尤其皰疹出現在頸部以上的情況，若強行抑制排泄，可能會危及性命，務必特別小心。

＼ 西方醫學觀點 ／

帶狀皰疹

好發於腹部或肋骨邊緣且呈帶狀分布，通常會伴隨強烈疼痛。疼痛方式多樣化，可以是刺痛，可以是抽痛，也可以是燒灼般的神經痛。部分患者於痊癒後會留下惱人的皰疹後神經痛。治療方式以服用抗病毒藥、止痛藥為主。另外，針對五十歲以上的中高齡者，建議施打帶狀皰疹疫苗預防。

疲勞和壓力使身體習慣呈前彎姿勢，經年累月下來造成①肺臟和心臟受到壓迫，心肺功能逐漸衰退。

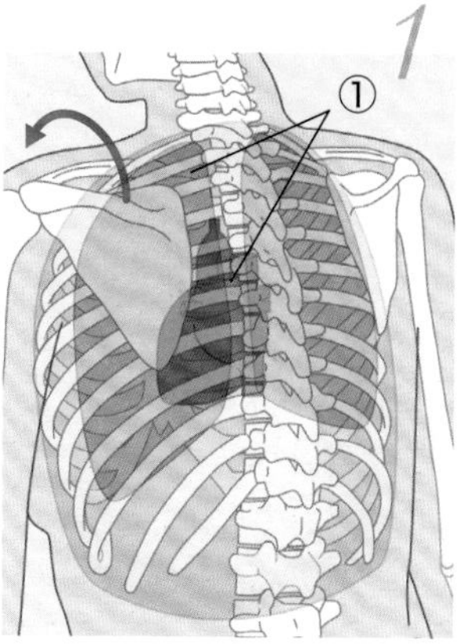

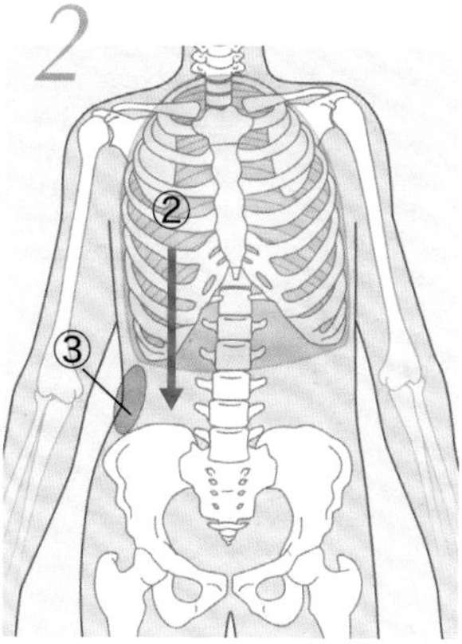

左右側肺臟容易出現差異，進而衍生高低肩現象。肩膀比較低的那一側，②肋骨下垂且③側腹間隙變狹窄，導致身體必須額外增加施力。

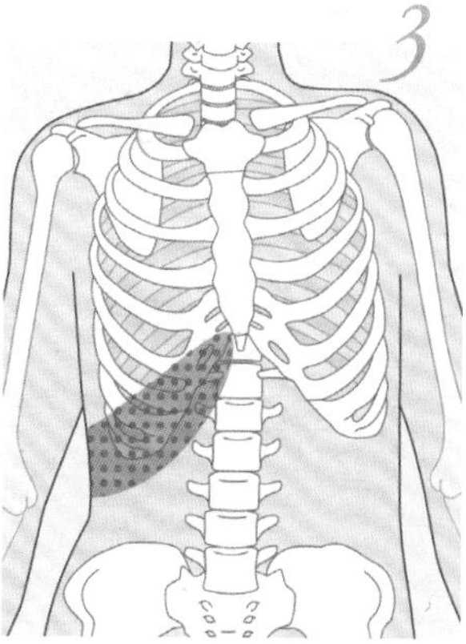

除了免疫力隨年齡增長而下降外，因為骨骼、關節、肌肉運轉不佳部位，以及必須額外施力部位等的淋巴液流動變得不順暢，使得潛伏於這些部位的病毒再次活躍而誘發帶狀皰疹。

C字形體操（疱疹長在肋骨附近時）…P46　蒸毛巾熱敷患部…P33
跪坐姿勢下的髖關節體操…P118

拉扯頸部周圍

①為了使帶狀皰疹所在的頸側伸直，將頭部往對側傾斜。②將同側的手向上抬舉並彎曲手肘。③調整手臂和頸部角度，找出最緊繃的部位。④找到後，利用頭部和手臂互相拉扯的方式以放鬆這個最緊繃的部位。

化膿

●淋巴系統

化膿代表免疫系統正常運作中

受傷或燒燙傷時，免疫細胞為了修復患部而引起化膿，而膿液裡含有發炎區域的細菌殘骸、周邊的細胞殘骸，以及完成任務的白血球等等。這同時也代表免疫系統正常運作，盡責地擔任第一道防禦並奮力與細菌纏鬥。

然而免疫力一旦下降，在免疫細胞無法正常運作下，患部化膿的情況可能遲遲無法痊癒。這時能夠促使止血且加速化膿好轉的關鍵就在於左頁所示的化膿活點。出血、輕度燒燙傷、手術後等，用手按壓化膿活點幫助加速傷口復原。

我們的身體原本就配備了如此唾手可得的「家庭常備用藥」。

西方醫學觀點

化膿

化膿不只出現在傷口表面，入侵皮下的細菌也可能引起化膿。遇到輕度燒燙傷或小擦傷，在家即可自行處理，但如果有傷口過深、遭到汙染、出血量較多、發燒等情況，建議盡快就醫接受治療。治療方式包含消毒、排除膿液、縫合傷口，並且服用抗生素和抗發炎藥。

受傷或燒燙傷時，①周圍細胞受損而出血，②血小板聚集於患部。若③細菌入侵傷口，④白血球之一的巨噬細胞也會朝患部集中。

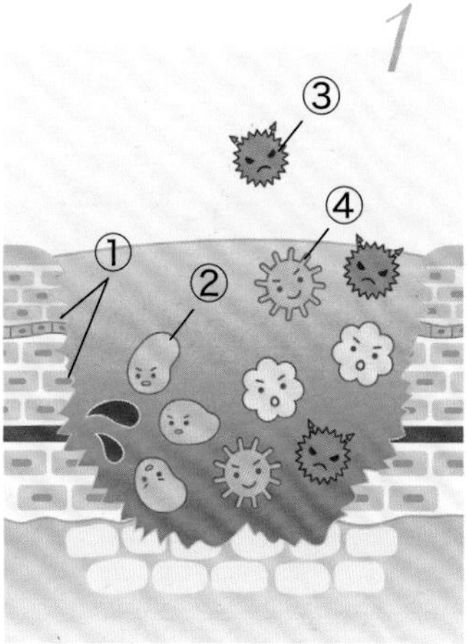

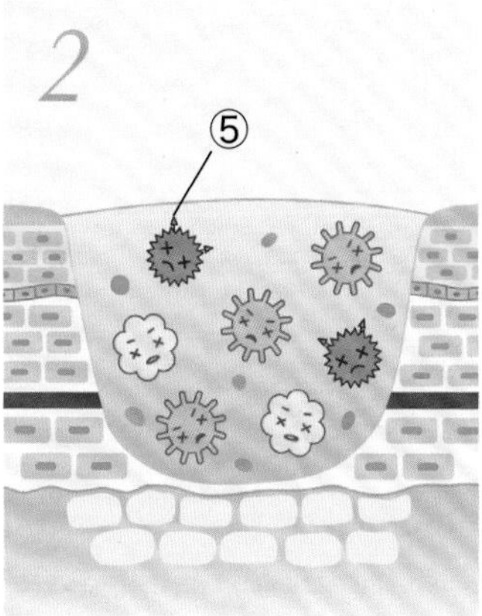

血小板致力於止血的同時，白血球吞噬細菌後死去，受損細胞一併遭到排除。當殘骸變成⑤膿液被排出體外後，患部自然慢慢好轉。

淋巴體操…P120　跪坐姿勢下的髖關節體操…P118

化膿活點

以肚臍為界，上半身、下半身、左半身、右半身各有一個化膿活點，按壓離患部最近的化膿活點，加快復原速度。

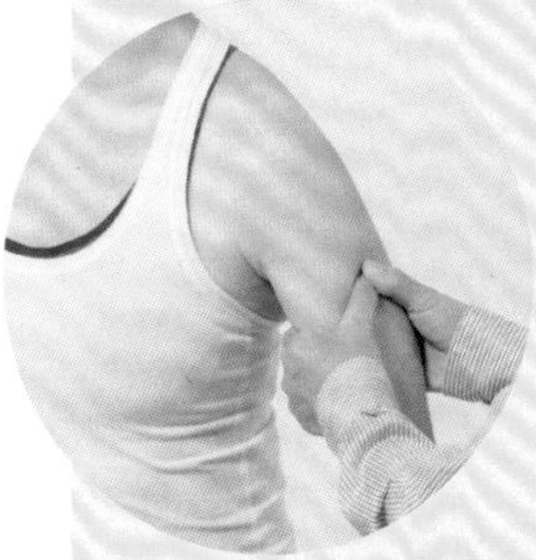

上半身的化膿活點

以左右手臂的三角肌根部為起點，由下往上按壓會有個硬塊。如照片所示，用雙手抓握並以大拇指按壓數分鐘。

下半身的化膿活點

沿著長褲內側的縫線往上按壓，會發現大腿根部有個僵硬部位。如照片所示，雙手交疊在一起，並用三根手指上下彈打5～6次。

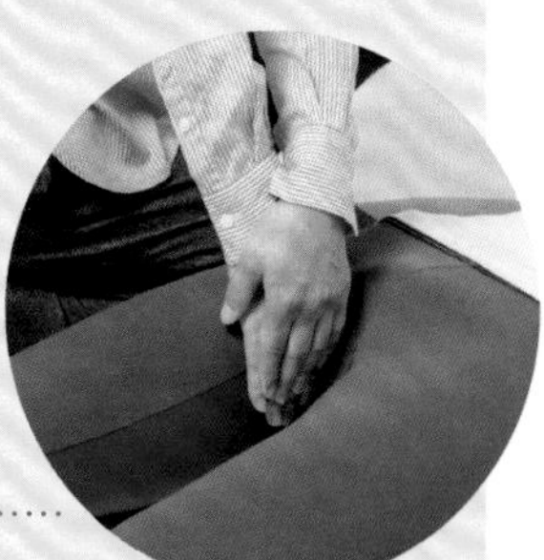

治療副作用引起免疫力低下

增強免疫系統的訣竅

據說每四人之中有一人罹患癌症，而治療過程中難免伴隨某種程度的副作用。無論放射治療或藥物化學治療，攻擊癌細胞的同時也會造成免疫力暫時性下降。

例如白血球數量因此減少。治療使惡性腫瘤變小，卻難以使白血球數目恢復正常，有時甚至因為白血球過少而無

蒸毛巾熱敷患部

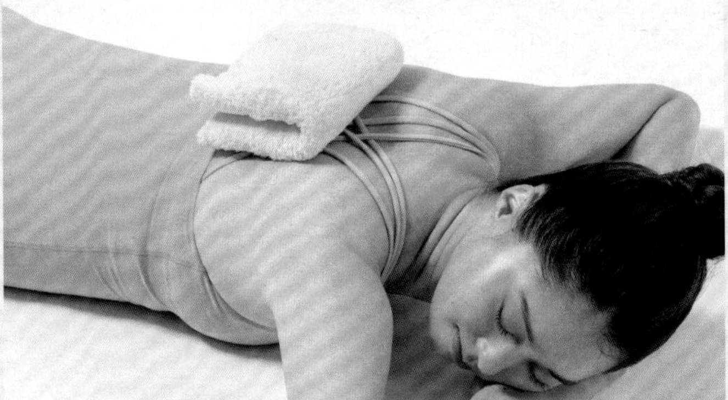

用蒸毛巾熱敷出現症狀的患部和胸椎第八節，有效緩和不適症狀。取下毛巾時，患部沒有整體變成粉紅色，而是呈白色點、片狀分布的話，請再繼續熱敷2～3次（※務必將熱毛巾直接貼於皮膚上）。

法進行下一個階段的治療。

這時候進行胸椎第九節體操（P138）能有效解決這個問題，促使白血球數量增加以利治療過程順利進行。

而出現惱人的不適症狀時，以蒸毛巾熱敷患部和胸椎第八節，能有效緩解不舒服。不僅能促進血液和淋巴液的流動以活化免疫力，對緩解疼痛和疲倦也很有幫助。感到呼吸困難或想要促進解毒功能時，可以試著請家人朋友幫自己進行肋骨內收體操。

肋骨內收體操

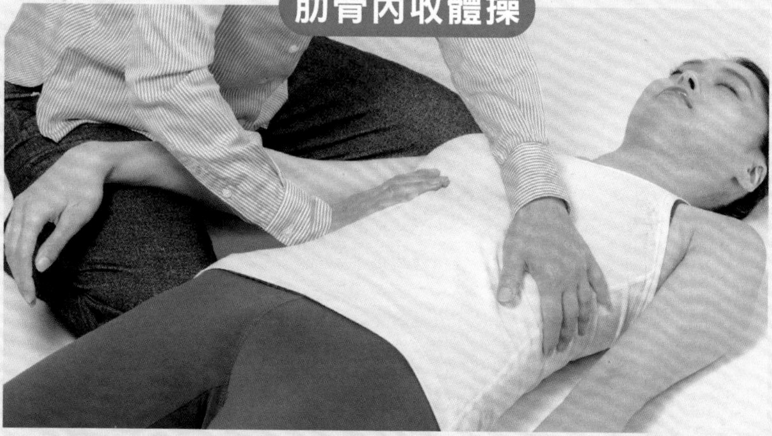

於感到呼吸困難、促進解毒功能時進行

①用整個手掌包覆肋骨。

②找出僵硬部位，輕輕朝中央部位集中。

③停留2～3次呼吸的時間，讓這個部位變溫暖且能明顯感覺脈動。

④配合患者吸氣動作，慢慢鬆開雙手。

試著搭配以下促使免疫力活化的體操。

胸椎第九節體操 ▶ P138　淋巴體操 ▶ P120

COLUMN

5

決定體操形式的三個重點

人體力學體操本該是因人而異的定制體操。為了讓每一個人都能感覺到實際效果，絕對少不了一些重要的小技巧。

①找出卡住、有異樣感的部位

不舒服的部位、有相關性的部位，這些都可能造成骨骼和肌肉的可動範圍變小。而活動身體時，極可能進一步誘發動作卡卡或異樣感。因此務必事先找出這些僵硬部位。

②調整角度找出目標部位

透過體操活動四肢，慢慢調整角度以找出卡卡不順或有異樣感的部位。上下左右前後一點一點調整角度，尋找類似「應該能動卻有莫名異樣感」的部位。

③試著進行旋轉運動

配合角度旋轉手臂和雙腳。從手腕至手臂整體往內側、往外側轉動，力量的傳遞方式應各自有所不同。但只要動作精準，一定能夠感覺到力量集中於正確位置並且受到強烈刺激。

確實探索這三個重點，決定適合自己的人體力學體操吧。

第6章

集中力量，給予「刺激」&「活化」

藉由深呼吸貫入下丹田以提升恢復力

也能有效緩解這些症狀

焦慮浮躁　低血壓　腸胃不適　腰痛
增強體力　輔助癌症治療

將雙手和注意力都集中於下丹田，誘導身體慢慢深呼吸。維持精神穩定的同時，刺激沉睡於體內的恢復力。

1

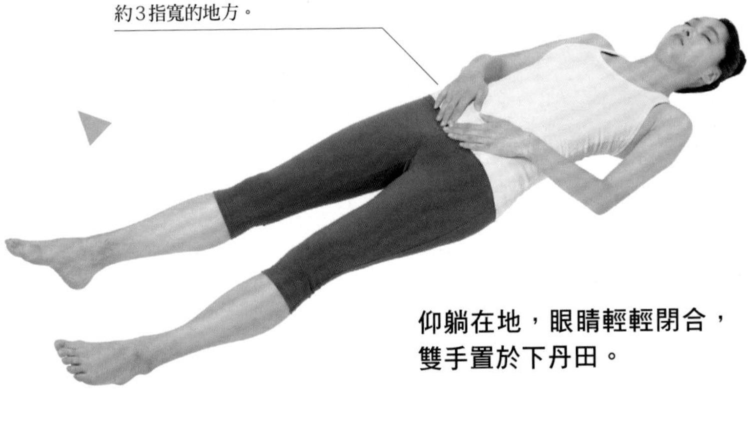

下丹田位於恥骨上方約3指寬的地方。

仰躺在地，眼睛輕輕閉合，雙手置於下丹田。

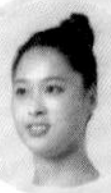

能立即上手，效果超好超多的呼吸法！

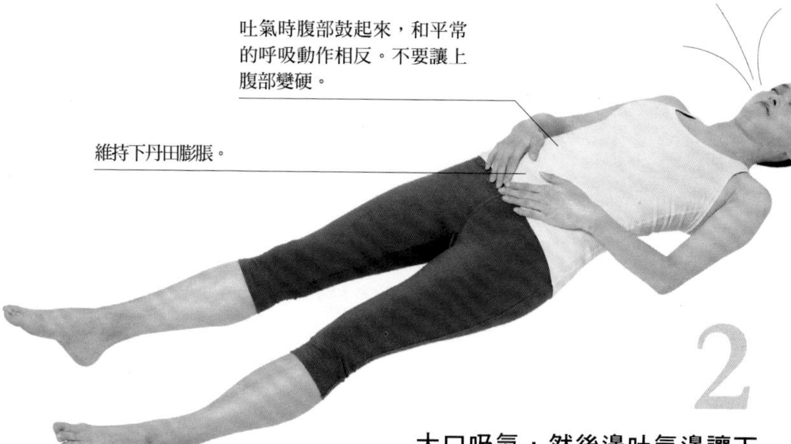
吐氣時腹部鼓起來，和平常的呼吸動作相反。不要讓上腹部變硬。
維持下丹田膨脹。
2

大口吸氣，然後邊吐氣邊讓下腹部鼓起約70～80%，接著用胸部短促呼吸數次。

▼

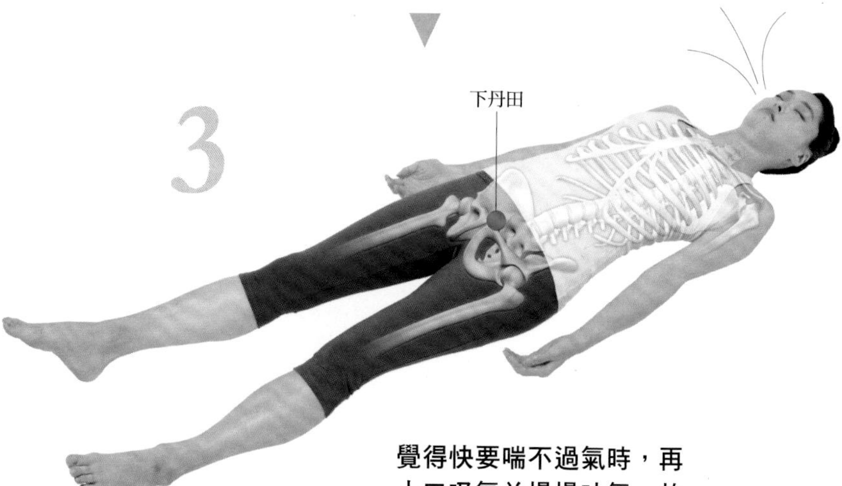
3
下丹田

覺得快要喘不過氣時，再大口吸氣並慢慢吐氣，放鬆全身力量。

跪坐姿勢下的髖關節體操

透過刺激髖關節附近的淋巴結以解決淋巴液滯留不動的問題，緩解下半身各種不適症狀並促進恢復正常狀態。

改善下半身淋巴液的流動

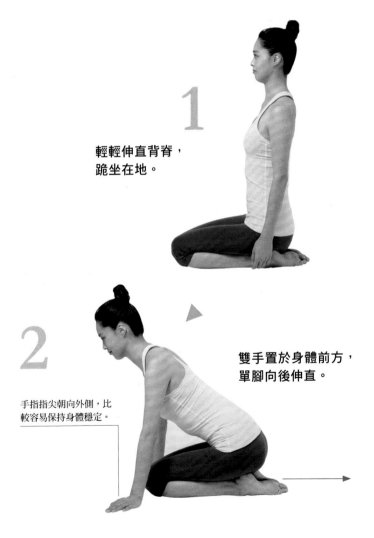

也能有效緩解這些症狀

糖尿病　婦科傳染病　帶狀皰疹
坐骨神經痛　髖關節疼痛
腿部浮腫　腰痛

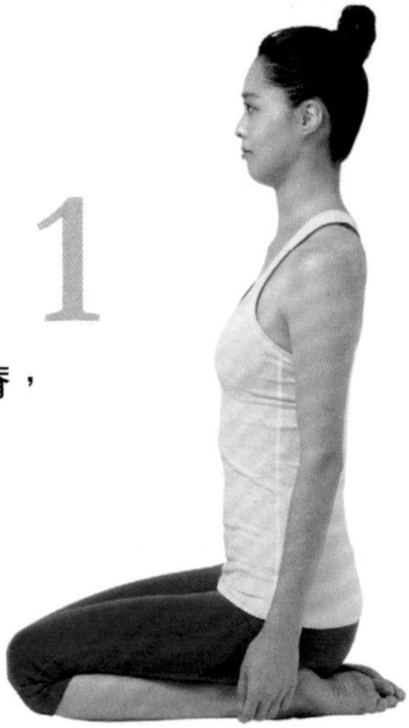

1

輕輕伸直背脊，
跪坐在地。

2

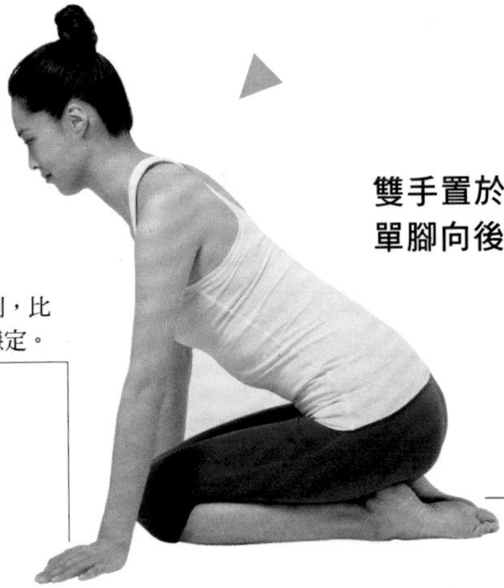

雙手置於身體前方，
單腳向後伸直。

手指指尖朝向外側，比較容易保持身體穩定。

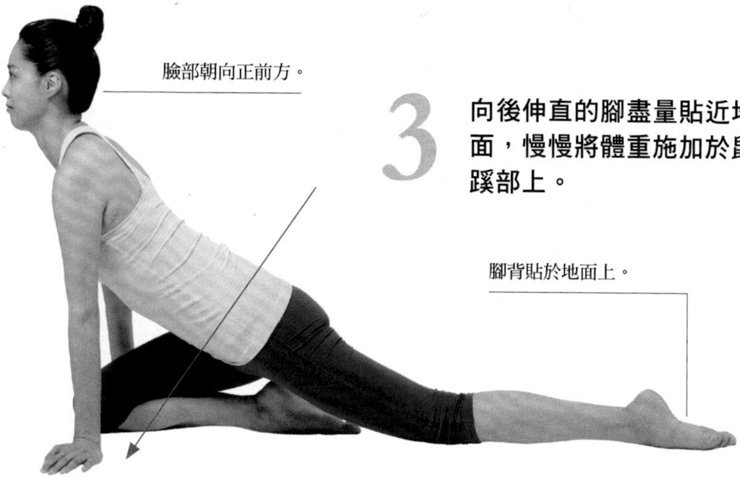
臉部朝向正前方。
腳背貼於地面上。

3 **向後伸直的腳盡量貼近地面，慢慢將體重施加於鼠蹊部上。**

▼

4 **稍微放鬆一下，再次將體重施加於鼠蹊部上。重複數次「3」和「4」的動作後，對側腳進行同樣步驟。**

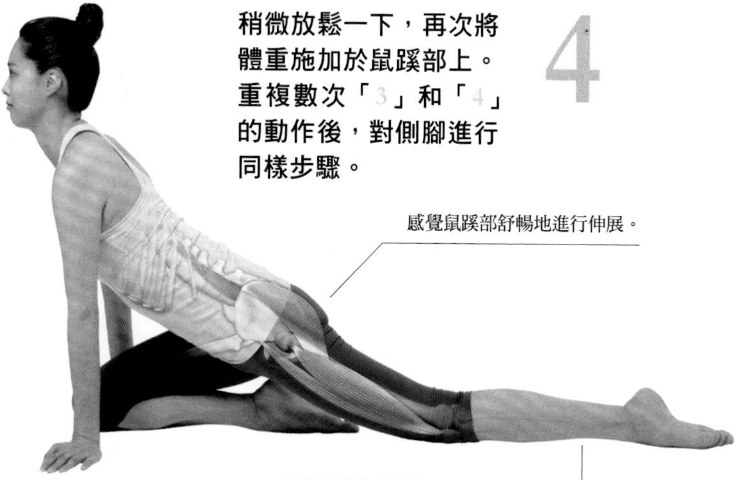
感覺鼠蹊部舒暢地進行伸展。
無法向後伸直腳的人，可以稍微將腳朝外側張開。

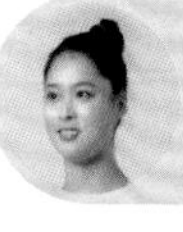

3和4步驟的重點不在於張開腳的動作，而是要確實感受鼠蹊部的伸展。

放鬆肋間部位，促使淋巴液流動

刺激免疫系統反應區的胸椎第七、第八節，並且放鬆淋巴匯集的肋間部位，有助於改善免疫系統。

也能有效緩解這些症狀

花粉熱　類風濕性關節炎　帶狀皰疹
皮膚問題　小疹子　食慾不振　乳腺炎
睡眠障礙　肋間神經痛　輔助癌症治療

1

採取立膝跪地姿勢，輕輕挺直背脊，雙手交握於身體前方。

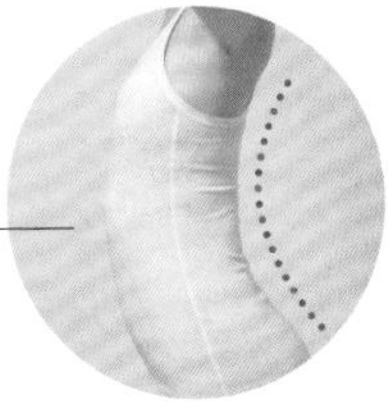

呈弓形。

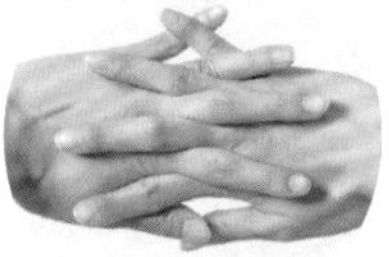

手指交握，手掌朝向下方。

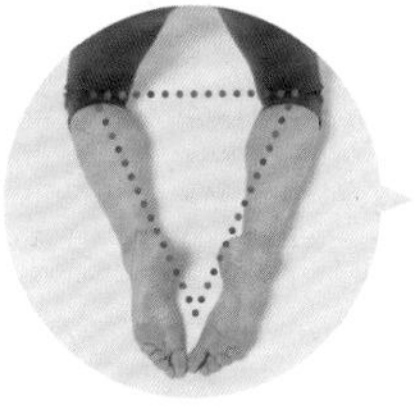

雙腳趾尖靠在一起，讓雙膝和腳趾形成三角形。

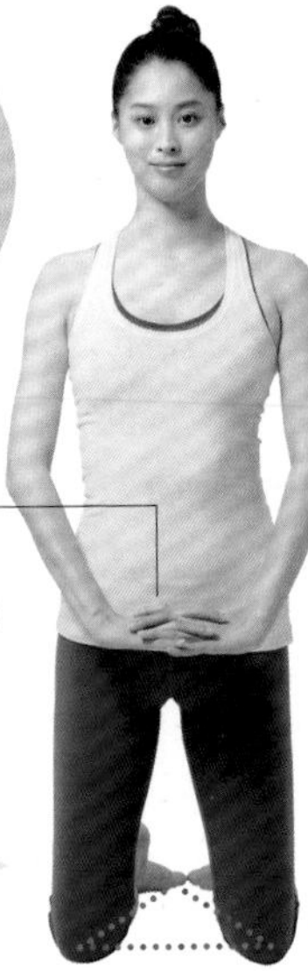

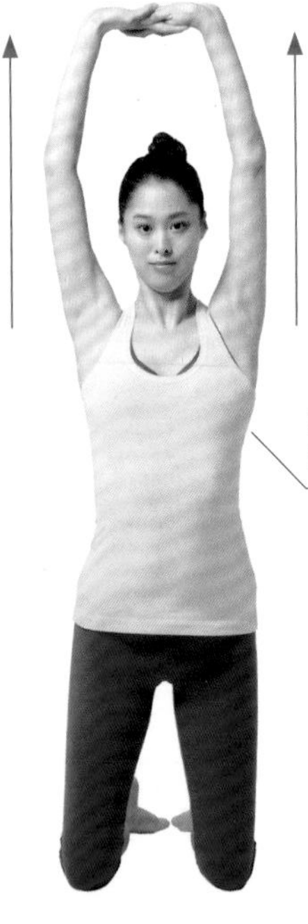

雙手向上抬舉時有意識地拉提肋骨。

2

手肘維持伸直狀態，將雙手高舉至頭頂上方。

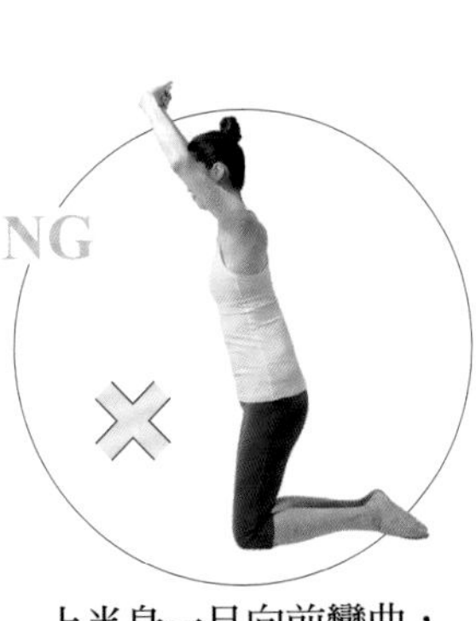

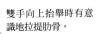

上半身一旦向前彎曲，力量無法集中於胸椎第七、第八節。

BACK

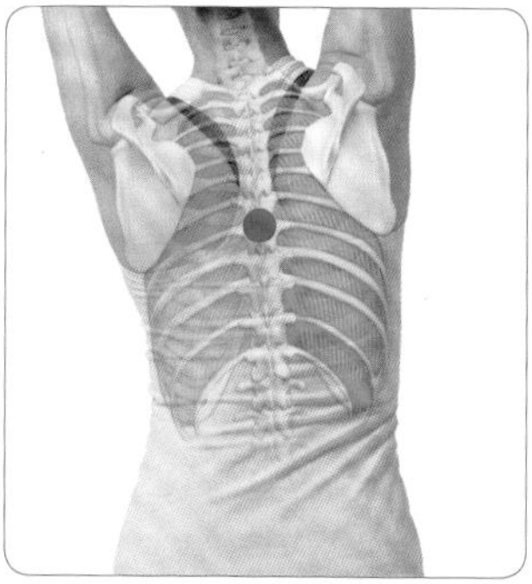

感覺力量集中於雙側肩胛骨之間（胸椎第七、八節）！

SIDE

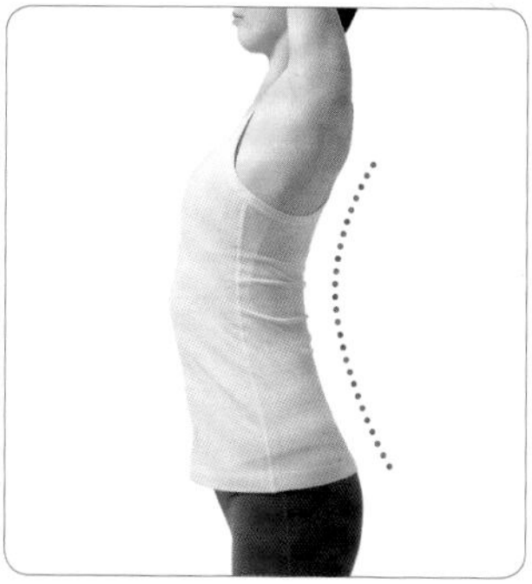

最好能夠一直維持腰部的弓形弧度到最後！

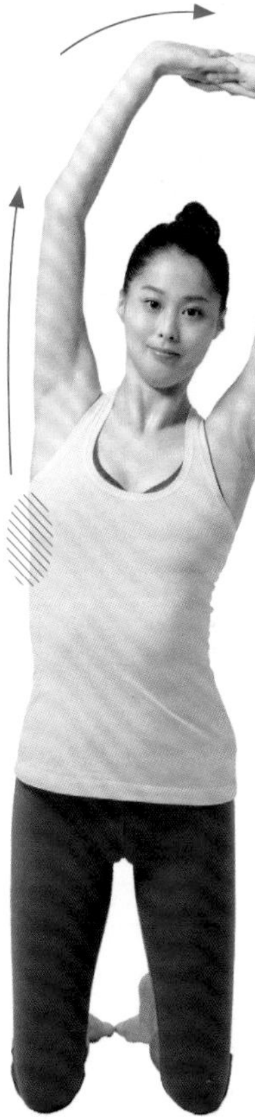

3

向側邊傾倒以伸展腋下，維持數次呼吸後恢復原狀。

4

對側也是同樣作法，維持數次呼吸後恢復原狀。

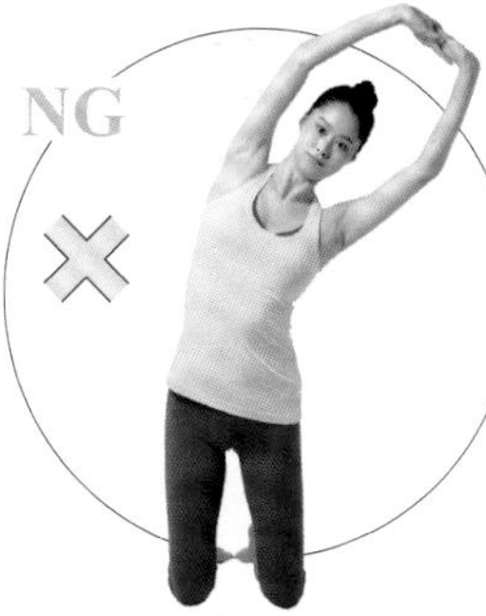

若從腰部為起點向側邊彎曲，無法確實刺激肋間部位。

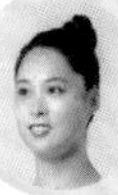

最理想的狀態是做操結束後能夠確實感覺到胸廓擴展且背肌伸展。

找出脊椎骨的僵硬部位並放鬆

改變手臂角度以找出肩膀～脊椎骨的僵硬部位，並且透過手臂運動以舒緩僵硬的體操。

也能有效緩解這些症狀

花粉熱　低血壓　類風濕性關節炎
肩膀僵硬　糖尿病　痛風
惡性貧血　增強體力

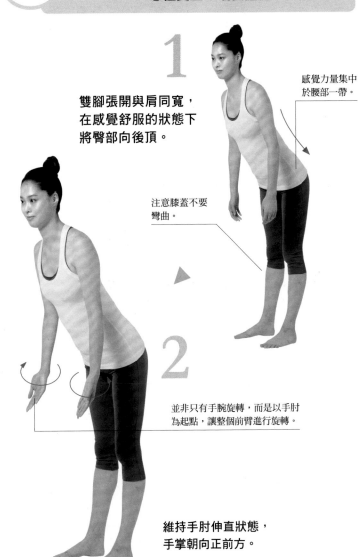

1

雙腳張開與肩同寬，在感覺舒服的狀態下將臀部向後頂。

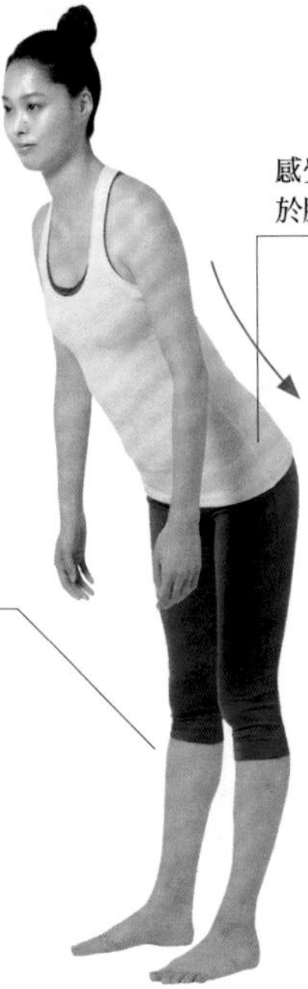

感覺力量集中於腰部一帶。

注意膝蓋不要彎曲。

2

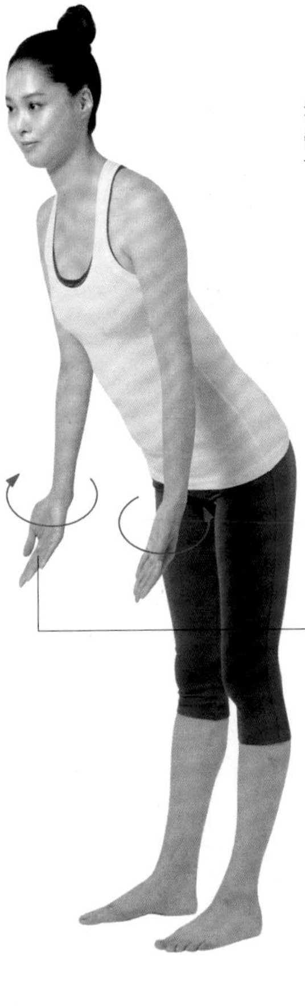

並非只有手腕旋轉，而是以手肘為起點，讓整個前臂進行旋轉。

維持手肘伸直狀態，手掌朝向正前方。

BACK

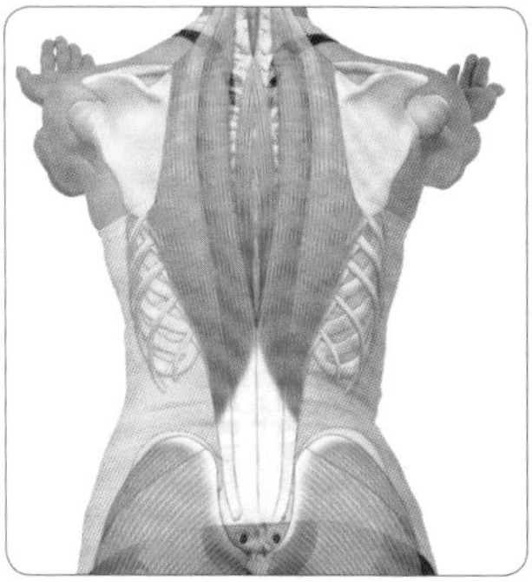

力量集中於背部，讓手臂和腰部以脊椎骨為中心點互相進行拉扯。感覺力量施加於脊椎骨上！

3

意識著脊椎骨並將手臂緩緩高舉至與肩同高。

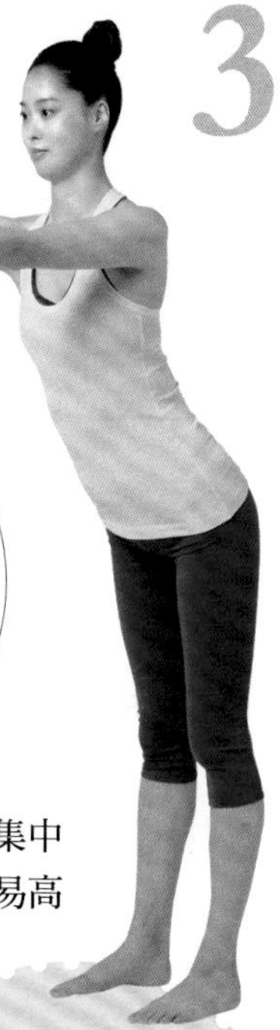

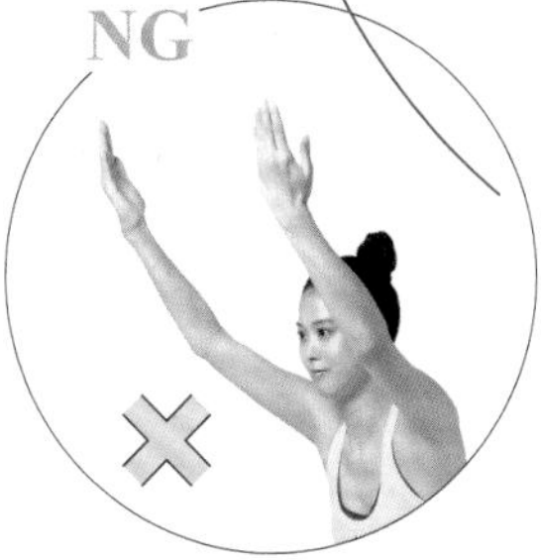
NG

步驟「1」中若沒將力量集中於腰部，容易因為雙手輕易高舉而失去效果。

這裡是重點！

抬舉手臂過程中，感覺卡住不順、疼痛或有異樣感時，先進行步驟「4」的動作放鬆一下身體！

4

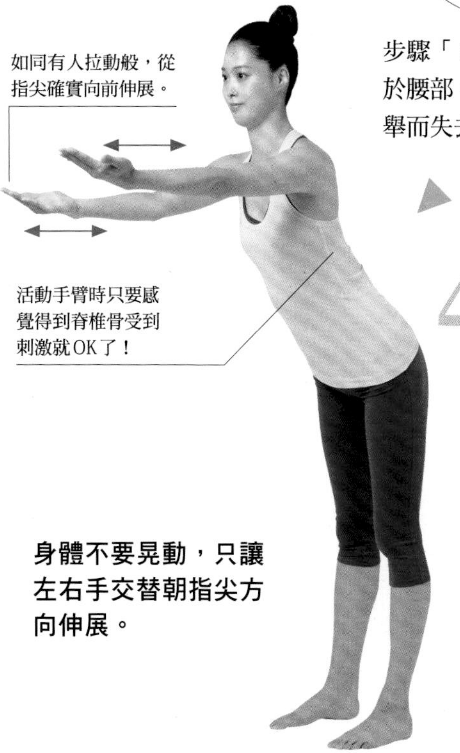
如同有人拉動般，從指尖確實向前伸展。
活動手臂時只要感覺得到脊椎骨受到刺激就OK了！

身體不要晃動，只讓左右手交替朝指尖方向伸展。

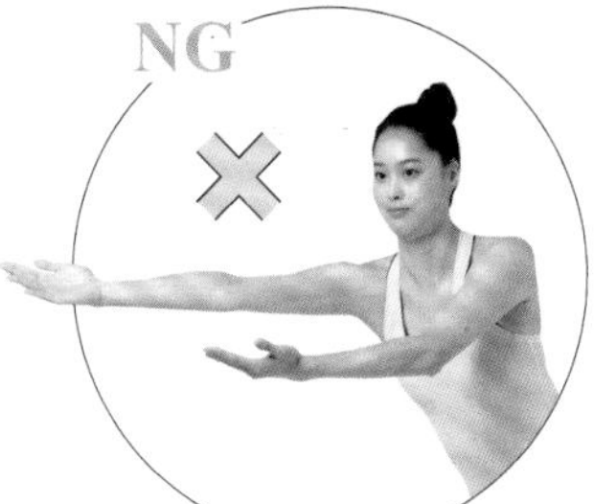
NG

以肩膀為起點向前伸出雙臂的話，容易因為力量無法集中於脊椎骨而失去刺激效果。

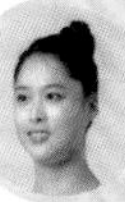

焦點只擺在脊椎骨一個部位，卻能有效緩解各種不適症狀。

刺激淋巴系統、消化器官系統、循環器官系統的反應區胸椎第八節，促使活化並恢復功能。

精準刺激胸椎第八節

也能有效緩解這些症狀

糖尿病　低血壓　惱人肩膀僵硬
消化不良胃脹　食慾不振　中耳炎
高血壓　胰臟炎

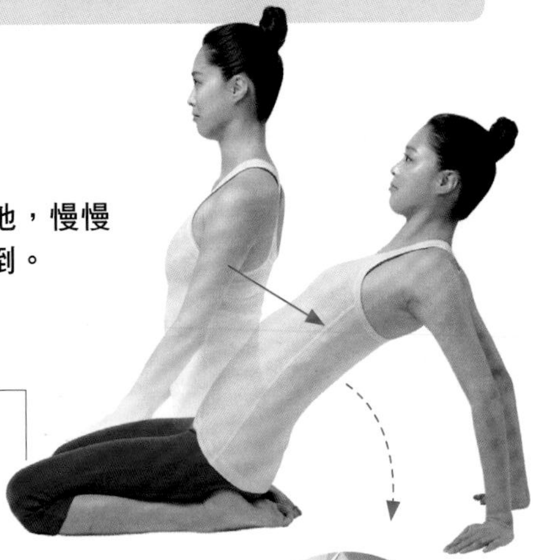

1

挺直背脊跪坐在地，慢慢將上半身向後傾倒。

雙膝靠攏的情況下若感覺不舒服，可以稍微張開。

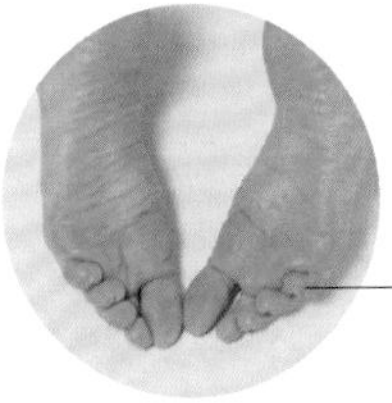

雙腳拇趾輕輕貼在一起。

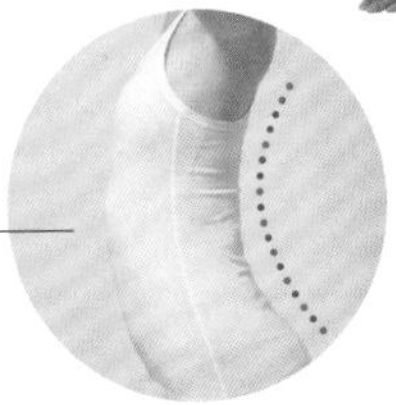

呈弓形。

▼

做不到怎麼辦？

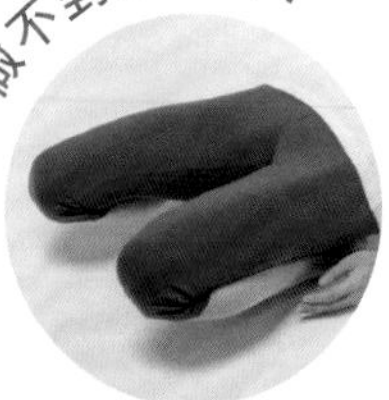

雙膝靠攏時若感覺不舒服，可以稍微張開，稍微抬起膝蓋也沒關係。

2

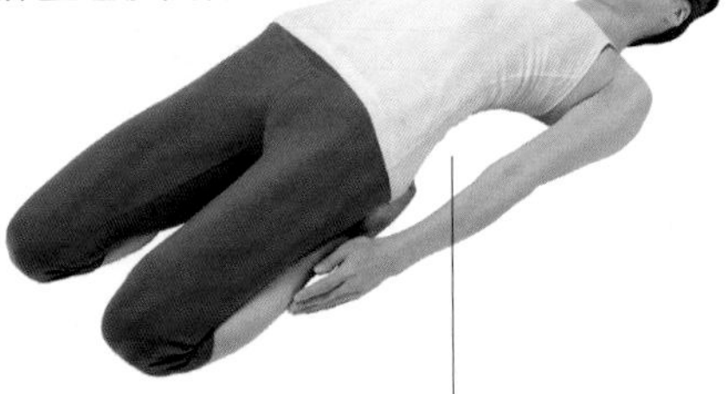

身體貼地後，雙手伸直自然擺在身體兩側。

無法讓腰部呈弓形的人，可以試著開合膝蓋或讓膝蓋稍微向上浮起來。

BACK

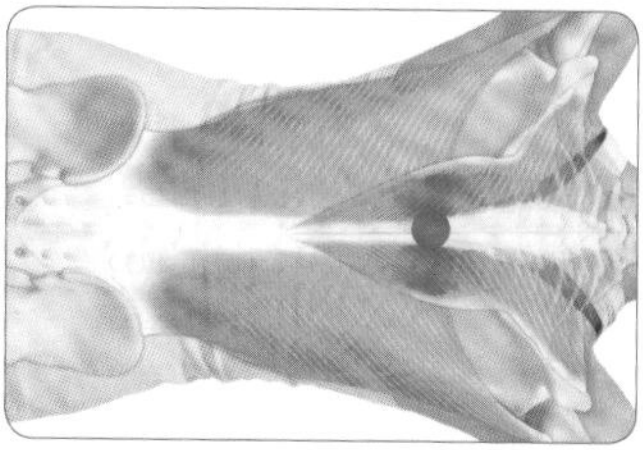

3

感覺力量集中在肩胛骨下方連線，亦即胸椎第八節上！

如同提起肋骨般將雙手高舉至頭頂上方，一隻手抓住另外一隻手的手腕。

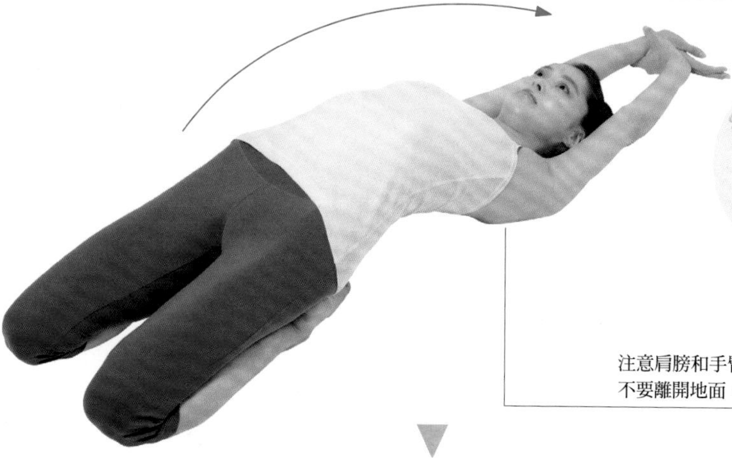

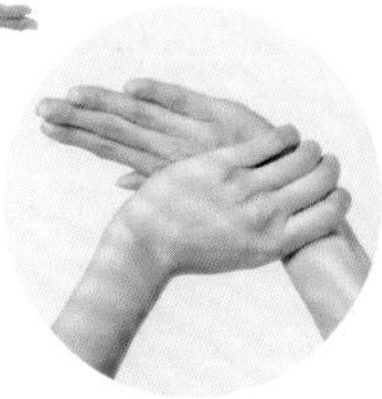

注意肩膀和手臂不要離開地面。

▼

注意伸展肋間時，力量集中於背部中心位置。

向對側彎曲時，左右手交換抓握。

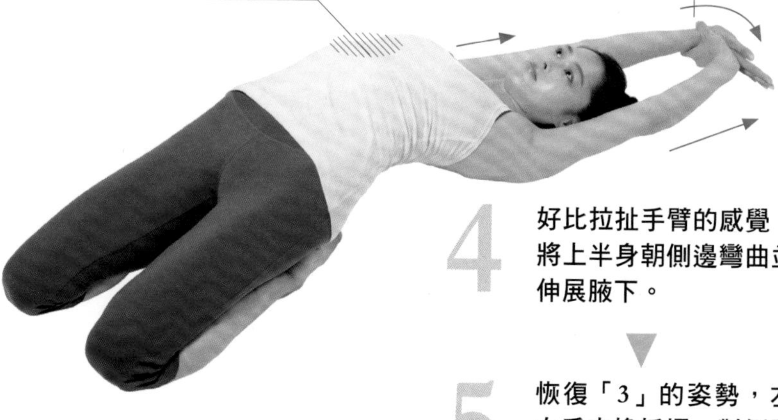

4

好比拉扯手臂的感覺，將上半身朝側邊彎曲並伸展腋下。

▼

5

恢復「3」的姿勢，左右手交換抓握，對側重複同樣動作。

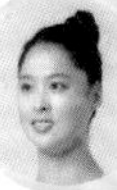

無法完美做到也沒關係，只要在不勉強的範圍內持續操作，同樣會有效果。

胸椎第八節呼吸法

這是一種將氧氣引導至胸椎第八節的同時，向上提起胸廓並緩和心臟和肺臟所承受之壓迫和負擔的呼吸法。

引導氧氣，調整心肺功能

也能有效緩解這些症狀

氣喘　高血壓　輔助癌症治療　心悸
心律不整　焦慮浮躁　慢性病

1　挺直背脊並跪坐在地，輕輕閉上雙眼。

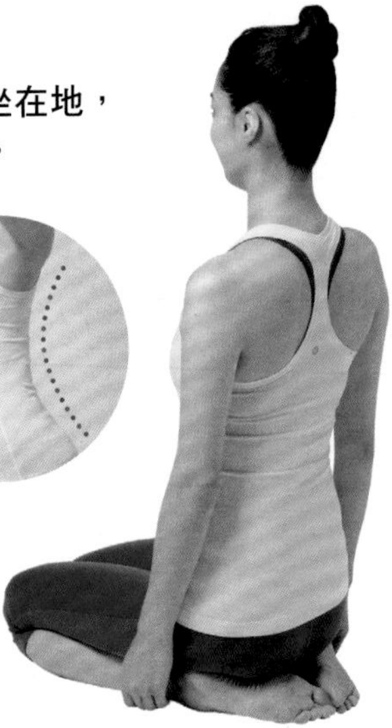

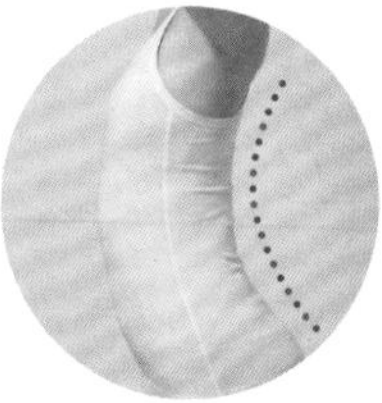

呈弓形。

2

上半身稍微向前傾斜，注意力擺在胸椎第八節。

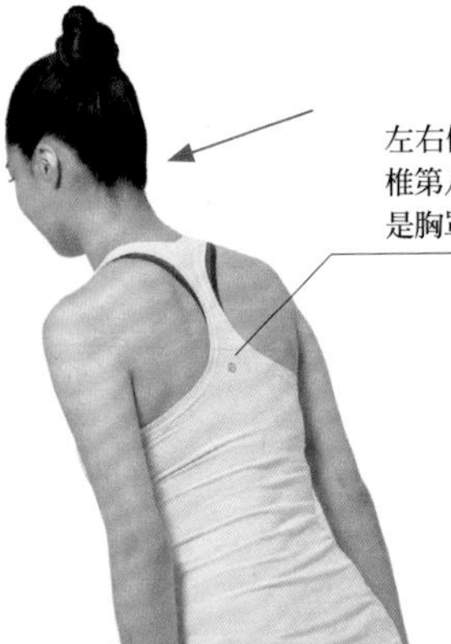

左右側肩胛骨下方的連線即胸椎第八節。（以女性來說，大約是胸罩背釦的位置）。

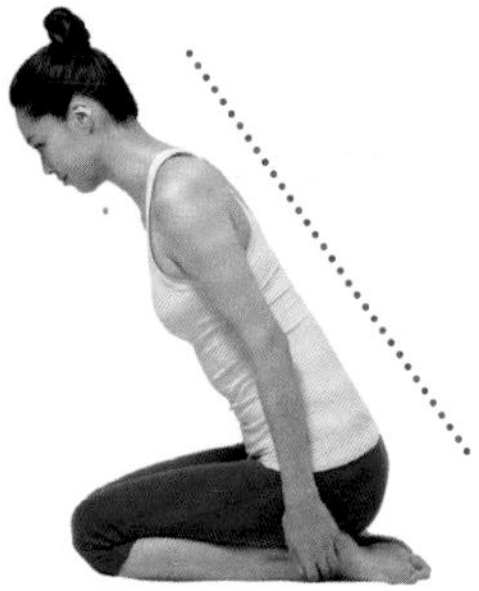

在足跟和臀部緊貼一起的狀態下，上半身稍微向前傾斜。

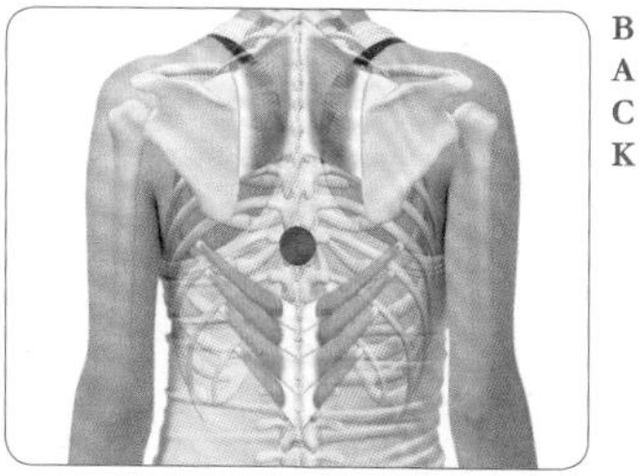
BACK

隨時將注意力擺在胸椎第八節。

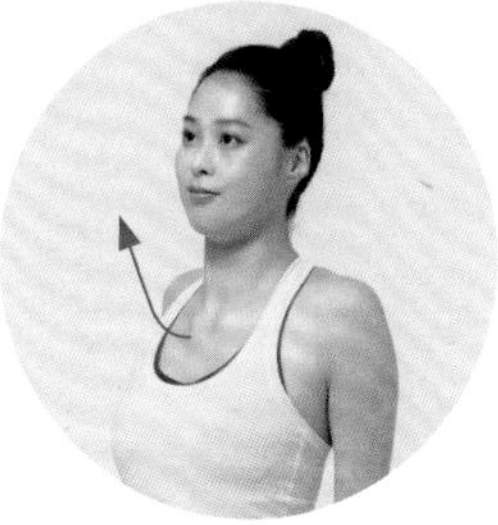

有意識地將胸鎖關節（左右側鎖骨連接部位）朝向斜上方！

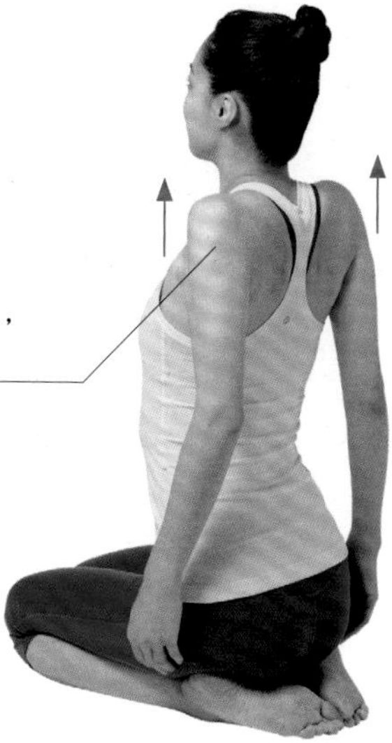
輕輕提起肩膀，
勿使勁出力。

3 邊吸氣邊提起肩膀使上半身恢復直立狀態。

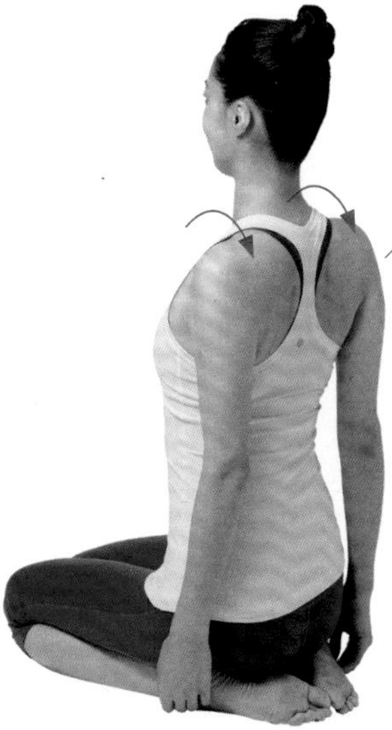
敞開胸廓並慢慢垂下肩膀。

這裡是重點！
想像將胸部以上的部位輕輕擺在胸椎第八節上的感覺！

4 吐氣時慢慢垂下雙肩，好比將雙肩置於胸椎第八節上的感覺。

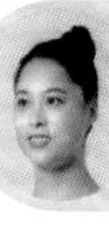

結束後維持上半身挺立於胸椎第八節上方的狀態！

提起肋骨，擴展胸廓

也能有效緩解這些症狀

花粉熱　低血壓　氣喘
睡眠障礙　感冒

以胸骨和胸椎第五節的連線為軸心，向上提起肋骨，不僅擴展胸廓以釋放施加於心肺上的壓迫與負擔，還有助於促使恢復心肺功能。

1

採跪地立膝姿勢，手指交握且手掌朝上。

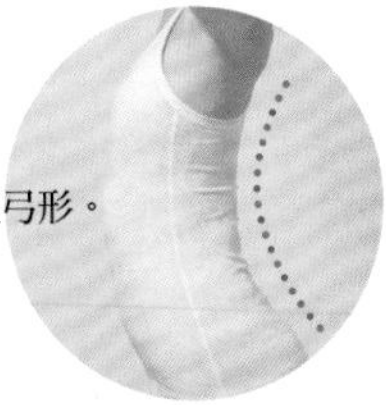

呈弓形。

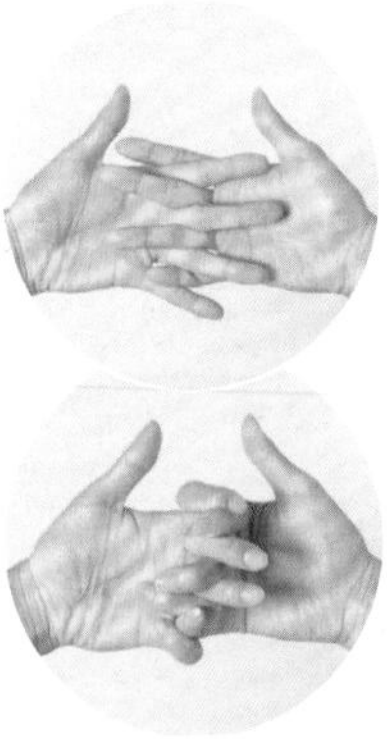

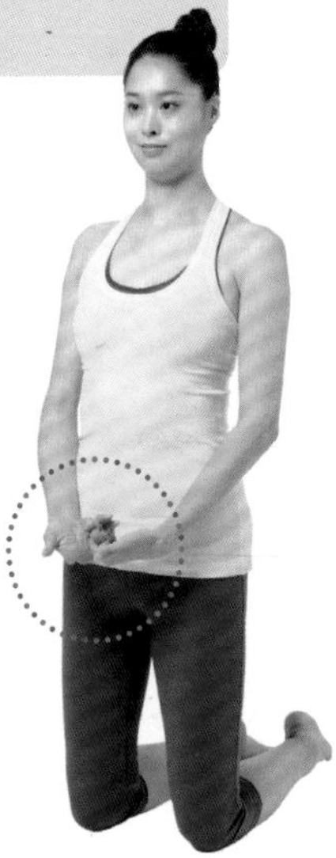

手指交握方式

伸直雙手手指並交握在一起，像扣住般彎曲第二指骨關節。

2

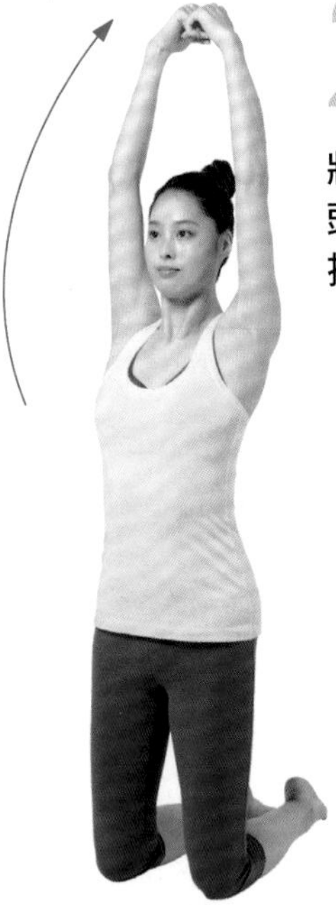

將雙手抬舉至頭頂上方以拉提肋骨。

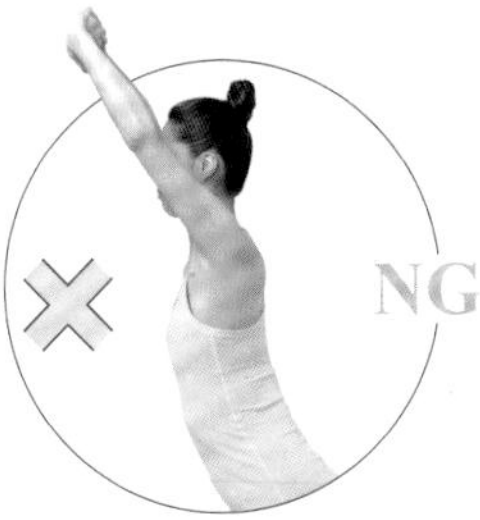

背部彎曲、向後反折、手臂沒有確實抬舉至頭頂上方的姿勢都是不行的。

想像一條線連接胸骨與胸椎第五節，並以這條線為軸進行胸骨體操。

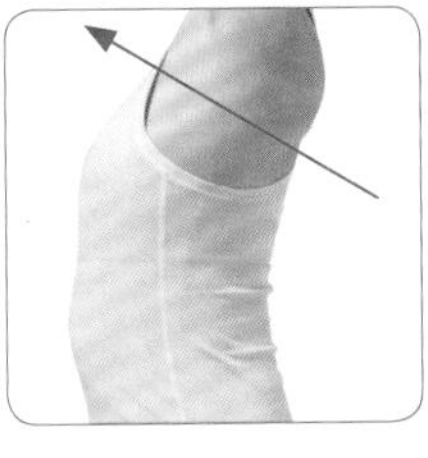

SIDE

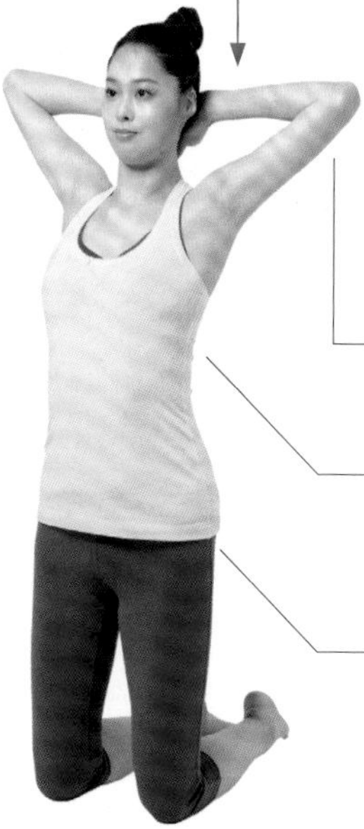

3 彎曲手肘，將交握的手指貼於後腦杓。

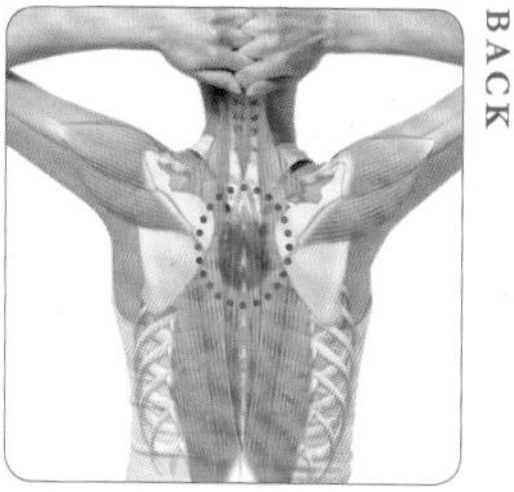

手肘張開於頭部兩側，雙手手指交握貼於後腦杓。手掌側貼於後腦。

感覺力量從胸骨朝背部移動並集中至軸心！

放下雙手時，臂部稍微向後頂，這種姿勢比較容易維持腰部弓形弧度。

只要感覺得到力量集中至背側肩胛骨內側就可以了。

不要改變手掌位置。

4 左右側手肘交替進行伸展。

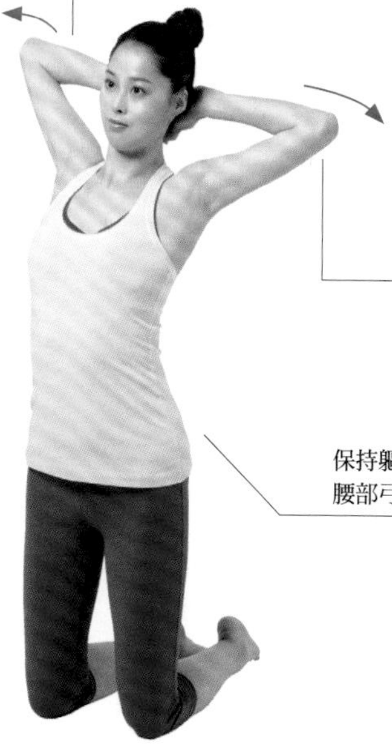

手肘向外側伸展，好比被線綁住並向外拉扯般。

保持軀幹不動，維持腰部弓形弧度。

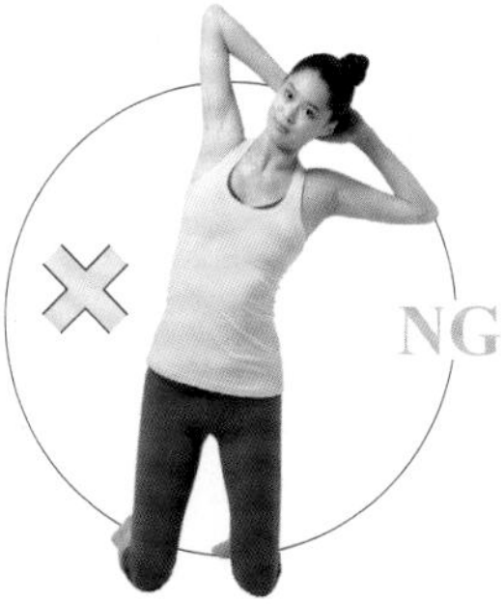

上半身一彎曲，
容易因為無法確實施力而失去效果。
動作小一點且慢慢伸展就好。

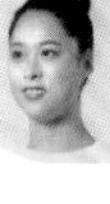

結束後維持胸廓敞開並輕鬆呼吸的狀態。

使用內收肌的骨盆上提體操

透過內收肌力量調整並改善骨盆下垂和左右差異。推薦用於產前產後的骨盆調整和改善婦科不適症狀。

以內收肌的力量調整骨盆狀態

也能有效緩解這些症狀

生理期不順　生理痛　子宮肌瘤
婦科傳染病　腰部沉重　腰部使不上力
產前產後骨盆調整　更年期障礙

1 仰躺在地，雙手朝頭頂方向伸直。

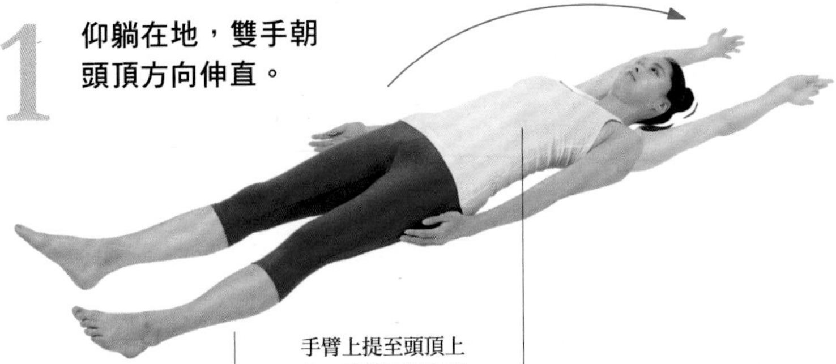

手臂上提至頭頂上方，感覺肋骨跟著被往上提起。

雙腳自然擺放。

▼

2 以在地板上滑動的方式彎曲手肘。同樣用滑動方式張開雙腳。

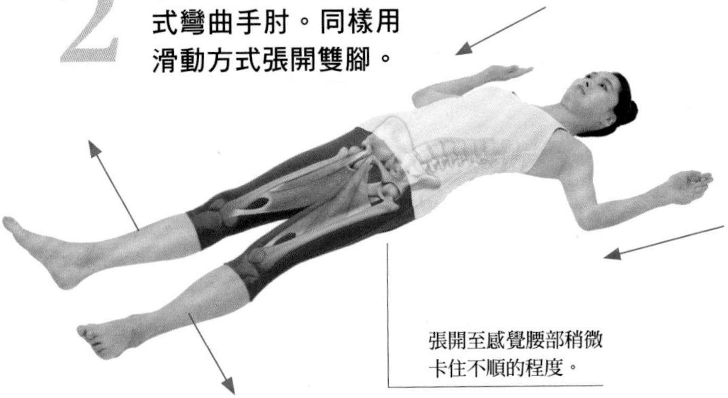

張開至感覺腰部稍微卡住不順的程度。

3 使用內收肌的力量，慢慢收攏雙腳至與腰部同寬。

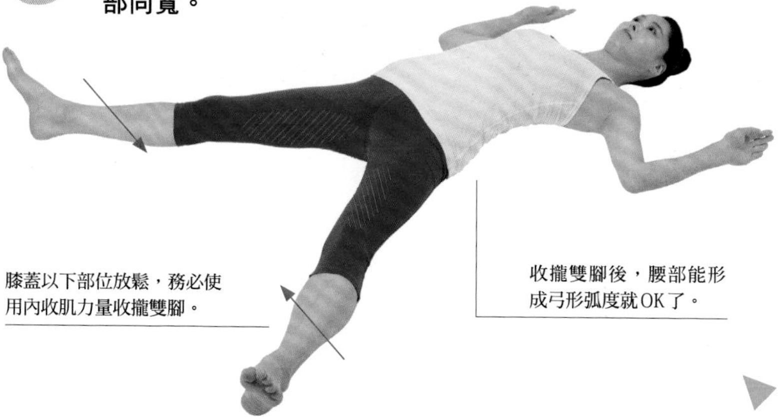

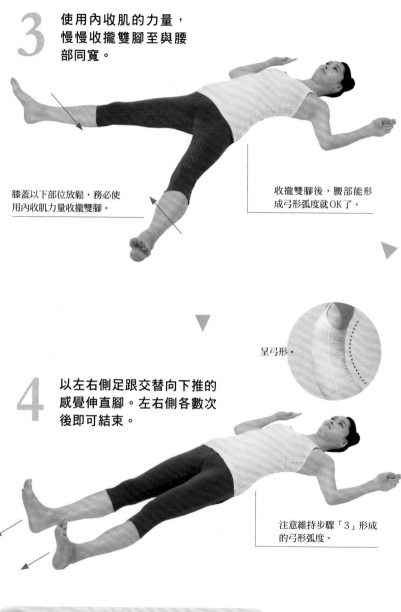

膝蓋以下部位放鬆，務必使用內收肌力量收攏雙腳。

收攏雙腳後，腰部能形成弓形弧度就OK了。

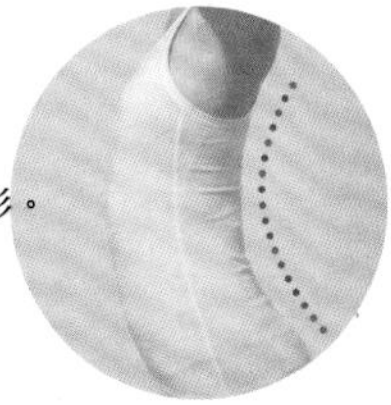

呈弓形。

4 以左右側足跟交替向下推的感覺伸直腳。左右側各數次後即可結束。

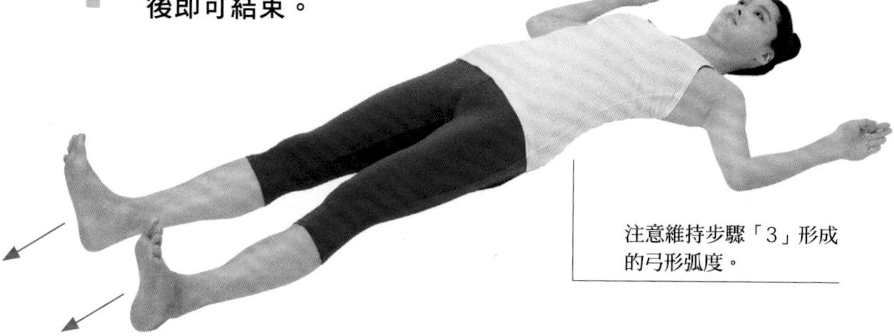

注意維持步驟「3」形成的弓形弧度。

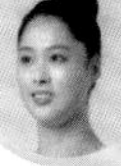

定期操作有助維持骨盆的良好狀態，也能解決生理期不適症狀。

腰椎第四節扭轉體操

為了讓力量集中於生殖器官反應區的腰椎第四節，利用足部重量和手臂角度進行的體操。

邊扭轉腰部邊集中力量，藉此給予刺激

也能有效緩解這些症狀

婦科傳染病　生理痛　生理期不順
其他婦科相關不適症狀　腰痛
膝蓋痛　青春痘

1 仰躺在地，雙手置於身體兩側，雙腳併攏。接著將右手高舉至頭頂上方。

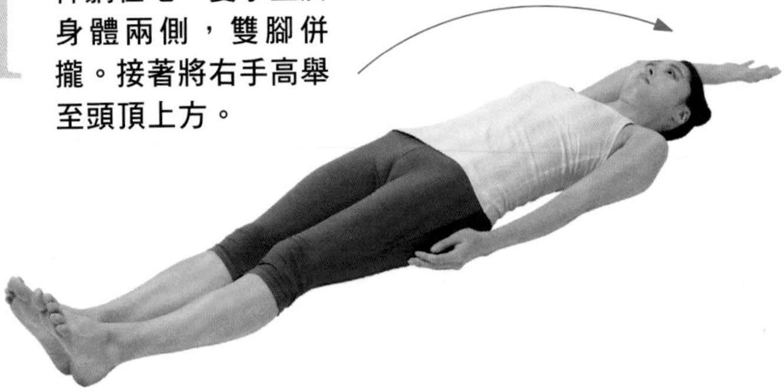

▼

2 維持左腳貼地的狀態，以滑動方式彎曲膝蓋。

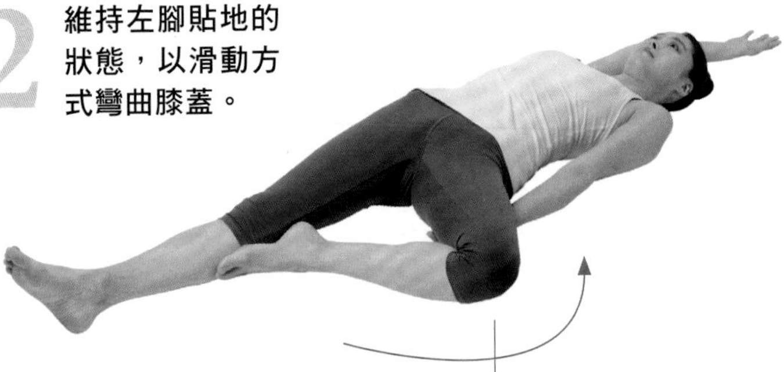

從大腿根部開始移動左腳，讓膝蓋彎曲呈直角。

3

抬起左側膝蓋，如同在遠端畫圓，將腰部扭轉至對側。

隨著腳的動作，依腰部→側腹的順序自然離開地面。

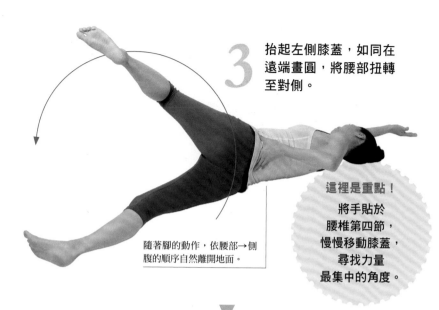

這裡是重點！

將手貼於腰椎第四節，慢慢移動膝蓋，尋找力量最集中的角度。

▼

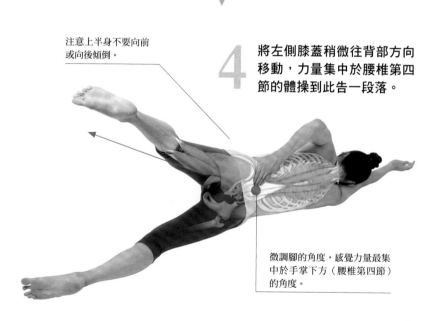

4

將左側膝蓋稍微往背部方向移動，力量集中於腰椎第四節的體操到此告一段落。

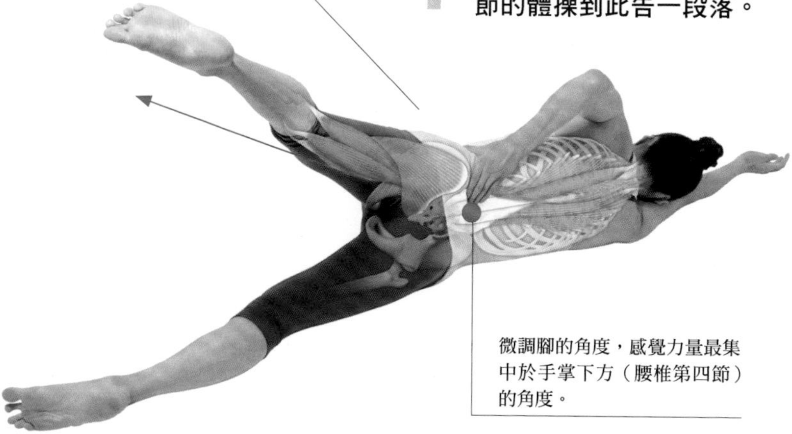
注意上半身不要向前或向後傾倒。
微調腳的角度，感覺力量最集中於手掌下方（腰椎第四節）的角度。

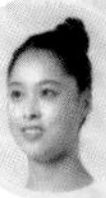

膝蓋角度因人而異。左右腳各自操作一遍，找出最佳角度。

刺激位於兩側肩胛骨中間的胸椎

也能有效緩解這些症狀

花粉熱　氣喘　異位性皮膚炎　低血壓
婦科傳染病　生理痛（並用足浴）
慢性疲勞

將張開的肩胛骨向內側靠攏，刺激呼吸器官系統與循環器官系統反應區的胸椎第三、第四節，有助於穩定骨盆。

1 仰躺在地，雙手和雙腳都伸直。

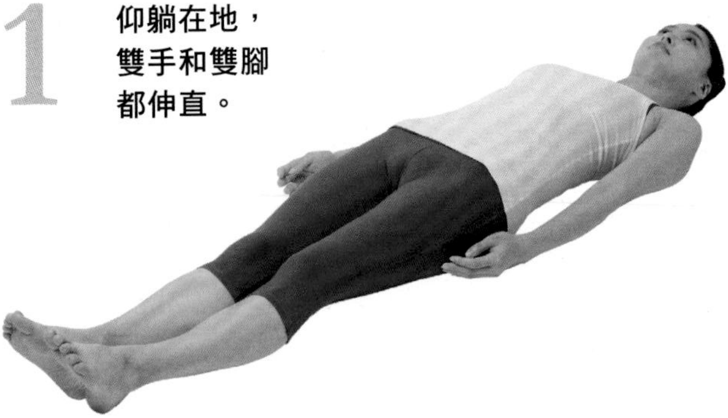

▼

2 手肘不彎曲，雙手高舉至頭頂上方。

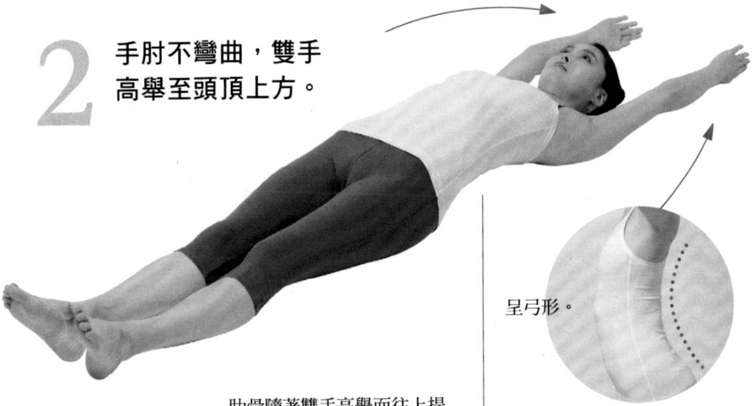

肋骨隨著雙手高舉而往上提起，腰部形成弓形弧度。

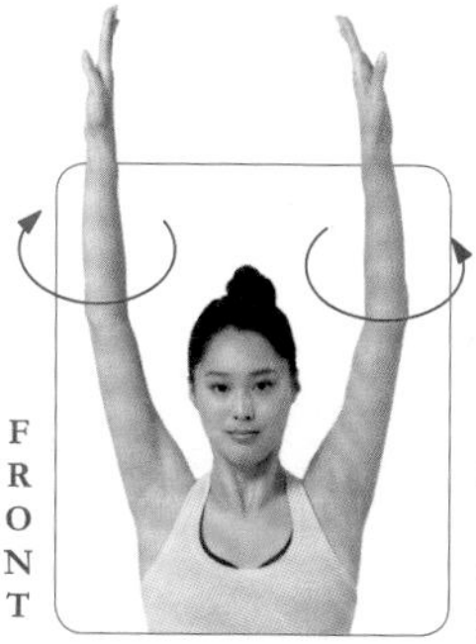

隨時意識力量往左右側
肩胛骨的中央集中！

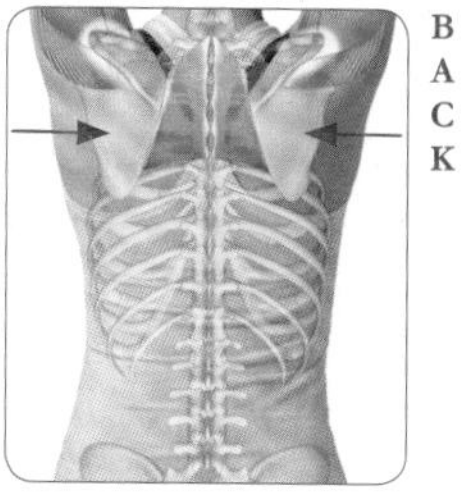

翻轉手掌時，並非只有手腕轉動，而是手肘至手部整個翻轉。

3 雙手朝指尖方向伸展的同時，手掌翻轉朝向外側。

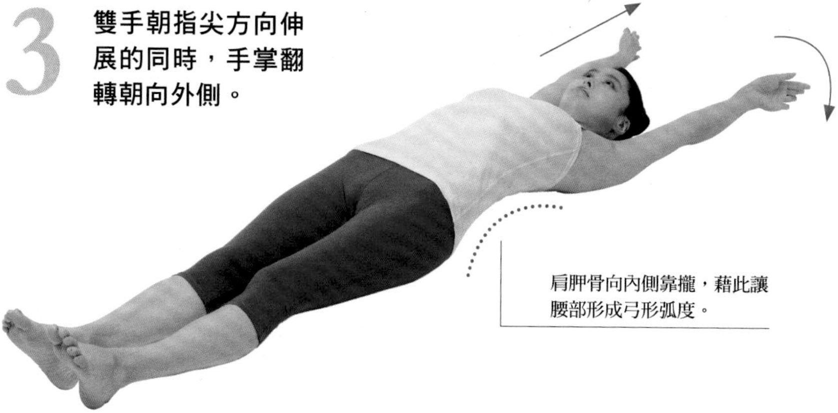

肩胛骨向內側靠攏，藉此讓腰部形成弓形弧度。

▼

4 拉近雙手間的距離至與肩同寬，並且左右手交替朝指尖方向伸直。

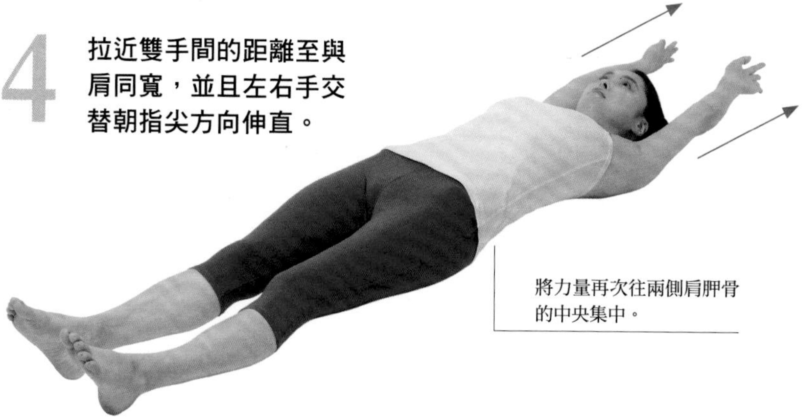

將力量再次往兩側肩胛骨的中央集中。

請接續下一頁（P136～P137）。

這裡是重點！

感覺背部放鬆而沒有效果時，回到「4」步驟重新再操作一次。

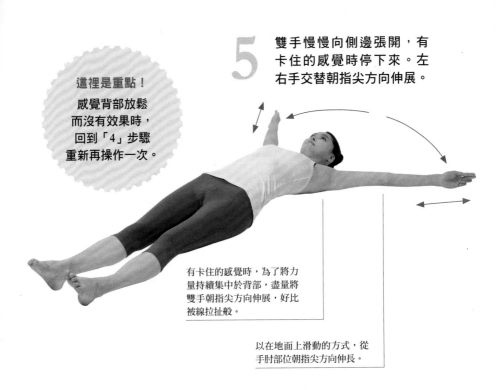

5 雙手慢慢向側邊張開，有卡住的感覺時停下來。左右手交替朝指尖方向伸展。

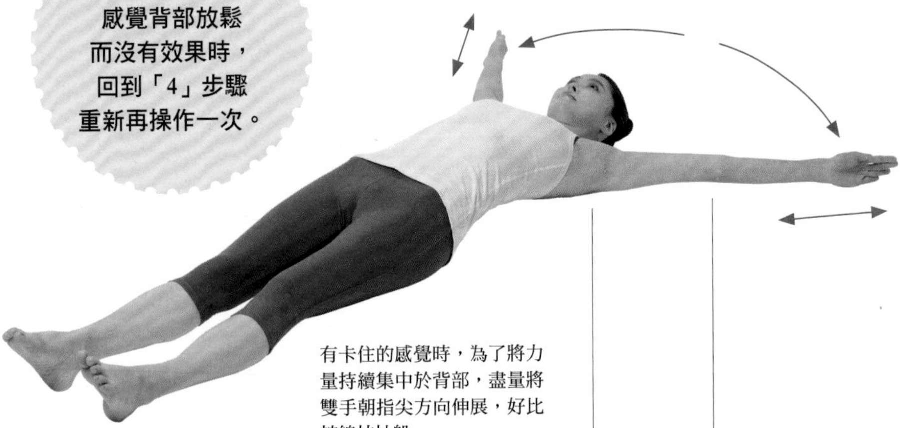

有卡住的感覺時，為了將力量持續集中於背部，盡量將雙手朝指尖方向伸展，好比被線拉扯般。

以在地面上滑動的方式，從手肘部位朝指尖方向伸長。

▼

6 雙手回到頭頂上方，再次交替朝指尖方向伸展。

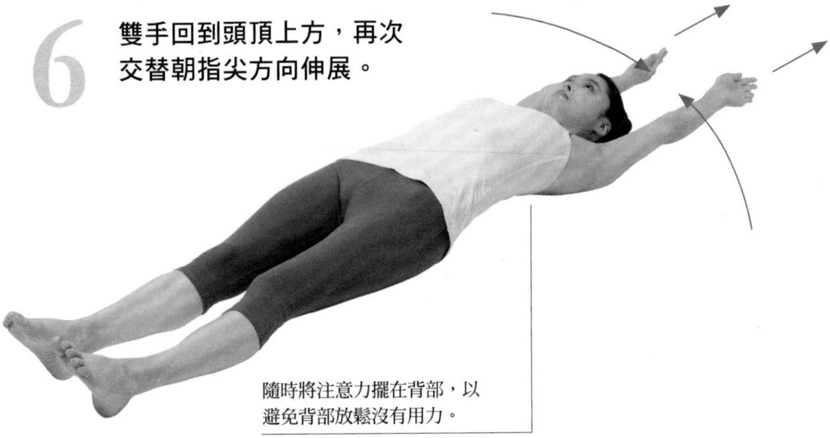

隨時將注意力擺在背部，以避免背部放鬆沒有用力。

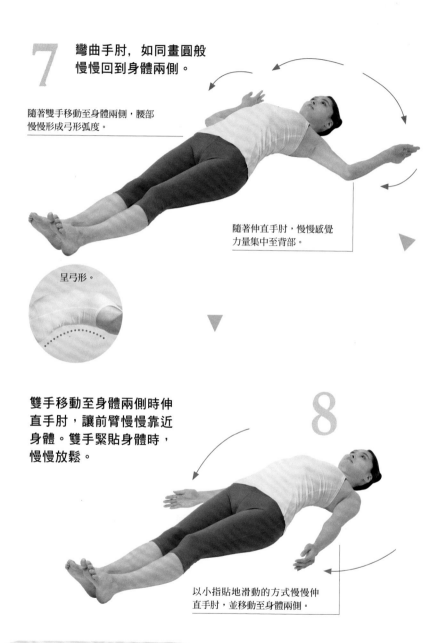

7 彎曲手肘，如同畫圓般慢慢回到身體兩側。

隨著雙手移動至身體兩側，腰部慢慢形成弓形弧度。

隨著伸直手肘，慢慢感覺力量集中至背部。

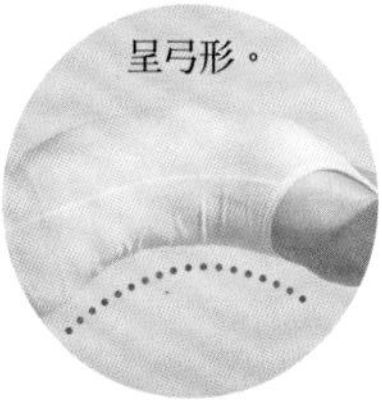

8 雙手移動至身體兩側時伸直手肘，讓前臂慢慢靠近身體。雙手緊貼身體時，慢慢放鬆。

以小指貼地滑動的方式慢慢伸直手肘，並移動至身體兩側。

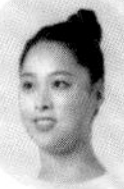

放鬆覺得卡住、有異樣感且不舒服的部位。

將力量集中於胸椎第九節，活化肝臟

也能有效緩解這些症狀

異位性皮膚炎　慢性壓力　熱衰竭
宿醉　改善白血球數值異常

胸椎第九節體操

經由第九根肋骨將力量集中於胸椎第九節並給予刺激，不僅能活化負責代謝和解毒的中樞——肝臟，也能促進提升恢復力。

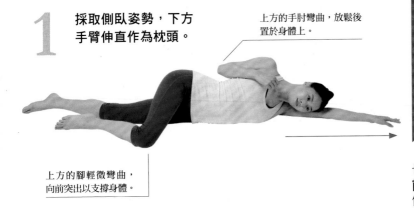

1 採取側臥姿勢，下方手臂伸直作為枕頭。

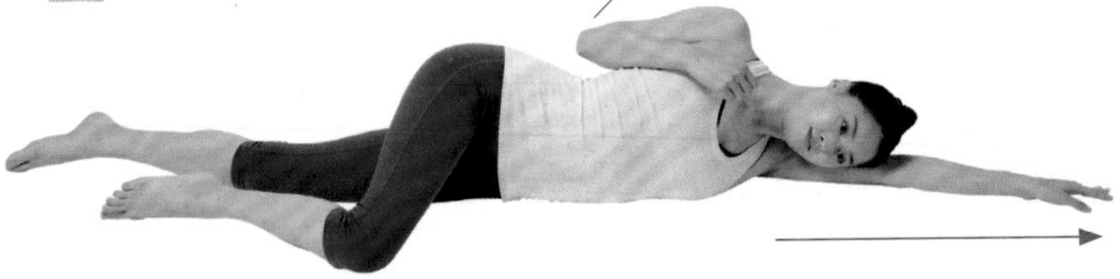

上方的手肘彎曲，放鬆後置於身體上。

上方的腳輕微彎曲，向前突出以支撐身體。

▼

2 上方手肘慢慢抬高，略高於肩膀時就可以停下來。

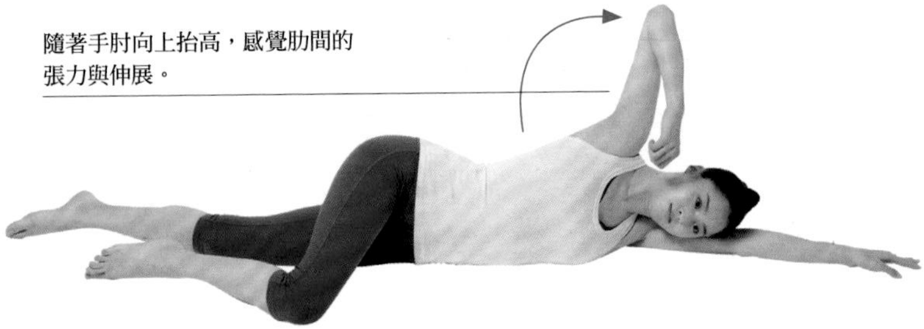

隨著手肘向上抬高，感覺肋間的張力與伸展。

3 伸直手肘，利用手臂重量刺激肋骨下方。維持數次呼吸後慢慢放鬆力量。

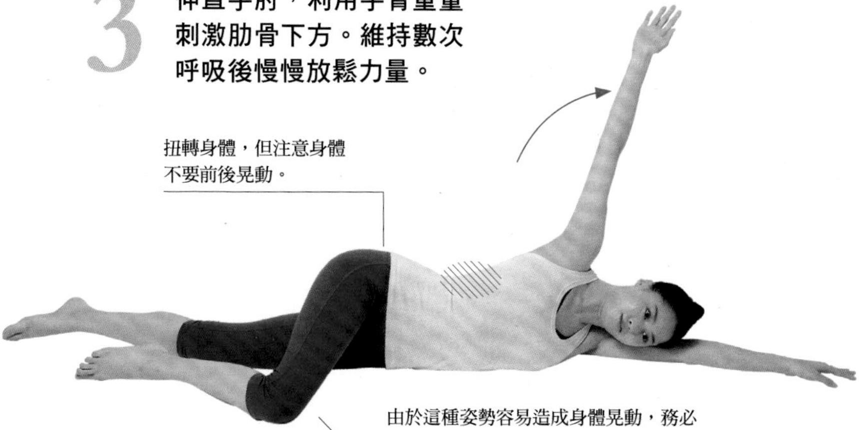
扭轉身體，但注意身體
不要前後晃動。
由於這種姿勢容易造成身體晃動，務必
用位於上方的膝蓋幫忙支撐身體。

BACK

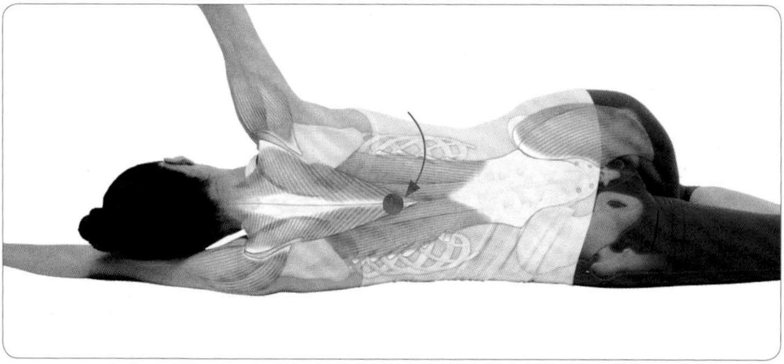

胸椎第九節連結至位於肩胛骨下端連線上的第九根肋骨。只要伸直手臂時，能感覺力量集中至第九根肋骨就OK了。

4 由於肝臟位於身體右側，只要細心完成右側體操就可以結束了。

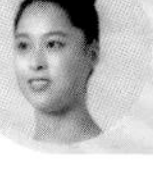

服用多種藥物且經常喝酒的人，
建議每天操作一次。

結語

每當有什麼傳染病爆發流行，經常會看到電視或報章媒體大肆鼓吹「提升免疫力的飲食」或「戰勝〇〇的健身體操」等內容。但實在有太多人誤解成「只要做到這些，就能擁有健康的身體」。

但總結來說，唯有從多重角度看待事情，才不會適得其反。

人體具有多面性，即便只拿掉一塊「胸椎第九節」脊椎骨，也會如本書內容所述，對免疫系統、腸胃、肝臟、膽囊、大動脈等造成極大影響。因此，大家務必多深入瞭解自己的身體。「退燒後身體變輕鬆，頭腦也變清晰」、「飯前處理工作比飯後處理來得好」、「流汗過後覺得通體舒暢」……什麼都好，這些無意中的發現都是瞭解自己身體的第一步。只要有所發覺，便能配合身體的反應和需求，自動自發地改變自己的行動和思考方式。

千金難買身體健康，讓我們從注意自己的身體狀態開始做起。誠心希望這本書能成為大家發現身體狀態的契機，讓大家藉此重新審視自己的身體。

井本整體院負責人　井本邦昭
人體力學編輯室

P22_23
『令和元年度(2019年)人口動態統計月報年計(概数)の概況』第6表　死亡数・死亡率,志望分類別
https://www.mhlw.go.jp/toukei/saikin/hw/jinkou/geppo/nengai19/dl/h6.pdf
『Public Health Image Library (PHIL)』CDC(米国疾病予防管理センター)
https://phil.cdc.gov/Details.aspx?pid=23313
『新型インフルエンザとは』島根県感染症情報センター
https://www1.pref.shimane.lg.jp/contents/kansen/topics/flu/flu_rna.htm
『HIV発症、感染防ごう　早期発見が鍵　県内保健所で来月1日から臨時検査/香川』毎日新聞2018年 5月29日　地方版(国立感染症研究所提供の写真)
『肝臓がんはなくなる?　B型・C型肝炎ウイルス感染減少』朝日新聞DIGITAL2020年1月4日9時00分(国立感染症研究所提供の写真)
『高齢者の結核は突然発病する可能性があるので注意が必要です』病院の検査の基礎知識
https://medical-checkup.info/article/58605621.html
『マイコプラズマ肺炎　患者数が最多に』日テレNEWS24　2016年11月1日23時55分(国立感染症研究所提供の写真)
『薬剤耐性菌について　各種耐性菌の話』AMR臨床リファレンスセンター
http://amr.ncgm.go.jp/general/1-2-1-1.html

p24_25
『知っておきたい体温の話』テルモ体温研究所　https://www.terumo-taion.jp/terumo/report/18.html
『なぜ熱が出るのか:発熱の仕組みと機序』ナースの教科書
http://nurse-kyoukasyo.com/vitalkiso/koutaionhatunetu.html

p68_69
『自己免疫疾患』Answers　https://answers.ten-navi.com/dictionary/cat05/3905/

P72_75
『第2回　免疫とは?』シリーズ　自己免疫疾患をより良く理解するための免疫学、JBスクエア　医療関係者向け情報
https://www.jbpo.or.jp/med/jb_square/autoimmune/immunology/im02/01.php
『リンパ節』国立がんセンターがん情報サービス　用語集
https://ganjoho.jp/public/qa_links/dictionary/dic01/lymph_setsu.html
『胸腺について』国立がん研究センター希少がんセンター
https://www.ncc.go.jp/jp/rcc/about/thymoma/index.html

p76_79
『リンパ管とは』リンパ管疾患情報ステーション　http://www.lymphangioma.net/
『内臓を強くする整体法』P.4~7、井本邦昭、高橋書店

p110_111
『傷・化膿した傷の原因』第一三共ヘルスケア、くすりと健康の情報局
https://www.daiichisankyo-hc.co.jp/health/symptom/25_kanou/

井本邦昭

人體力學、井本整體負責人。醫學博士。
父親是井本整體的創始人，井本邦昭5歲時在父親的啟蒙下開始接觸整復治療法，之後前往歐洲傳授針灸術的同時於德國赫伯特・施密特教室（Herbert Schmidt）、瑞士赫爾曼・馬特恩教室（Hermann Matter）學習西方醫學。父親過世後繼承井本整體院，除了進一步發揚光大外，更致力於將整復治療技術推廣至國外。平時奔波於山口縣與東京兩地，致力於技術指導外，也用心栽培不少整復治療技術的專業指導員。著有《弱った体がよみがえる 人体力学》（高橋書店）、《体の痛み・不調が消える!「呼吸」力学》（主婦と生活社）、《たった5分で体が変わる すごい熱刺激》（サンマーク出版）等多本書籍。

人体力學編集室

編撰以井本邦昭先生的臨床經驗為基礎的人體力學理論資料，並出版刊物。

書籍設計……鈴木大輔+仲條世菜（ソウルデザイン）
插畫……高柳航（株式会社レーマン）
CG製作……BACKBONE WORKS
model……倉松すみれ（NMT inc.）
髮型……竹内美紀代
攝影……八幡 宏
執筆・編輯協力……加藤達也
編輯……江種美奈子（世界文化社）

重啟自體免疫力

出　　版／楓葉社文化事業有限公司
地　　址／新北市板橋區信義路163巷3號10樓
郵政劃撥／19907596 楓書坊文化出版社
網　　址／www.maplebook.com.tw
電　　話／02-2957-6096
傳　　真／02-2957-6435
作　　者／井本邦昭
翻　　譯／龔亭芬
責任編輯／王綺
內文排版／楊亞容
校　　對／邱怡嘉
港澳經銷／泛華發行代理有限公司
定　　價／350元
初版日期／2022年4月

國家圖書館出版品預行編目資料

重啟自體免疫力：運用體操、呼吸法,克服傳染病、過敏症 / 井本邦昭作；龔亭芬翻譯. -- 初版. -- 新北市：楓葉社文化事業有限公司, 2022.04　面；　公分

ISBN 978-986-370-405-8（平裝）

1. 免疫力 2. 健康法

411.1　　111002355